¡MENTAL!
EN LA ERA DE TRUMP

Diez historias inspiradoras sobre inmigrantes que superan la adicción, la depresión y la ansiedad en los Estados Unidos

Por

Dr. Pierluigi Mancini
Prólogo por Sergio Aguilar-Gaxiola, MD, PhD

Derechos de autor © 2019 por Pierluigi Mancini PhD

Todos los derechos reservados.

ISBN- 9781093155433

Dedicación

Dedico este libro a todas las personas con enfermedades mentales y adicciones, en sufrimiento y en recuperación, a sus familiares y a todos los que los apoyan en sus vidas cotidianas.

También dedico este libro a mi bella y querida esposa Robin, mi hija Gabriella y mi hijo Julian, quienes me han dado más que un propósito para vivir.

A mi padre Giovanni, que descanse en paz, ya mi madre Gladys, que continúa enseñándome a diario lecciones de amor, fe, sobre la importancia de la familia, y el verdadero significado de la palabra "incondicional".

Finalmente mis hermanos, Giovanni, Aldo, Fabrizio y Paolo, que han sido la parte más sólida de mi fundación, las rocas en las que siempre puedo apoyarme.

Gracias por todo lo que hacen por mí.

Tabla De Contenido

Prólogo–Sergio Aguilar-Gaxiola, MD, PhD i

El punto de vista desde la perspectiva de mi propia recuperación iv

Respondiendo a las necesidades de los inmigrantes xi

Capítulos

1. Primer Capítulo–La solución de Carolina para la Psicosis y la Ansiedad 3
2. Segundo Capítulo–La solución de Eduardo para el Alcoholismo, el Pánico y la Ansiedad 11
3. Tercer Capítulo – La solución de Carlos para el Control de Impulsos y la Marihuana 16
4. Cuarto Capítulo–La solución de Estella para el Trastorno Bipolar y la Ansiedad 21
5. Quinto Capítulo–La solución de Rosa para la Obsesión y la Depresión 27
6. Sexto Capítulo–La solución de Ofelia para los Trastornos de Ansiedad y el Estado de Ánimo 32
7. Séptimo Capítulo: La solución de Johnny para el Trastorno del Uso de Sustancias y el Trastorno Desafiante Oposicionista 37
8. Octavo Capítulo–La solución de Alana para la Depresión y el Trastorno de Estrés Postraumático 42
9. Noveno Capítulo–La solución de Laura para la Depresión y la Ansiedad 47
10. Décimo Capítulo- La solución de Roberto para la Esquizofrenia 54

Apéndices

- Definición de servicios de salud mental mencionados en este libro 62
- Herramientas De Evaluación Recomendadas Por El Doctor Mancini 64

Prólogo

Este libro es un soplo de aire fresco, ya que contiene once historias personales y poderosas de las rutas que han tomado los inmigrantes de América Latina y los desafíos que han enfrentado en la búsqueda de su salud mental. Estos seres humanos dotados con cualidades notables y de resistencia han sido afectados con diferentes condiciones de salud mental. Sin embargo, mediante su trabajo disciplinado, su determinación, sentido de propósito y esperanza, han superado las innumerables probabilidades de haber llevado una vida llena de dificultades. Todos ellos comparten con los lectores lecciones prácticas aprendidas y soluciones a las dificultades en las que alguna vez se encontraron.

Las primeras páginas, las cuales nos introducen al viaje del Dr. Pierluigi Mancini, son el resultado de sus experiencias de vida durante su juventud, cuando sus retos debido a la adicción se volvieron incapacitantes y dieron comienzo de su recuperación. La historia de Pierluigi, capturando no solo su vulnerabilidad al uso de sustancias, sino también su valentía y resistencia para buscar y encontrar su recuperación, representa el poder de las experiencias personales para dar sentido y autenticidad a un diálogo muy necesario sobre los desafíos y las soluciones de la salud mental. Con su experiencia busca lograr la igualdad de salud entre nuestras comunidades inmigrantes, las más vulnerables en los Estados Unidos.

El libro de Pierluigi arroja luz admirablemente sobre un problema que continúa afectando la vida de los inmigrantes latinos y de otras comunidades desatendidas: la falta de tratamiento cultural y lingüísticamente apropiado. "Me recordó lo difícil que era para mi madre, que era bilingüe, comprender completamente y poder comunicarse con los consejeros que no entendían el marco cultural del que [ella] venía", recuerda Pierluigi al ver al único latino acceder a los servicios después de 15 años de estar trabajando en una clínica de Atlanta.

El camino que Pierluigi ha tomado desde sus retos con condiciones comórbidas (uso de sustancias y enfermedad mental) a comenzar su propia clínica adaptada a las necesidades culturales y lingüísticas de los latinos e inmigrantes es inspirador y ofrece un mensaje simple pero poderoso: "La recuperación y la calidad de vida si son posibles."

Las experiencias vividas por Pierluigi combinadas con las profundas historias humanas de los viajes de las personas en este libro hacia la recuperación, y su pasión por sacar a las comunidades vulnerables de la sombra y darles una voz es el ímpetu de su libro. Pierluigi también hace un llamado a la fuerza laboral y a las organizaciones presentes y futuras para que enfrenten la intolerancia que a menudo afectan a las poblaciones inmigrantes y trabajen juntas para vencer colectivamente el estigma asociado con la adicción y la enfermedad mental.

Este volumen de historias puede provocar reacciones mixtas de algunos lectores. Algunos considerarán que estas historias simplemente apoyan a los "ilegales y criminales" que se están aprovechando de los estadounidenses que pagan impuestos, sobrecargando el sistema de salud, bla, bla, bla. Otros, simplemente perderán el punto conmovedor de que, si queremos mejorar la calidad de la atención y la calidad de vida de TODAS las comunidades, no podemos darnos el lujo de dejar atrás a las comunidades más vulnerables y arriesgar la prosperidad y el bienestar de todas.

Pierluigi saca a la luz el clima político actual en el que vemos que el progreso hacia personas y familias no autorizadas que tienen acceso a una atención de salud mental apropiada dan paso al miedo, la ansiedad, el aislamiento y la desesperanza. El mismo tipo de desesperanza que Paulo Freire[1] describe como "una forma de silencio, de negar al mundo y huir de él". Bajo la administración de Trump, ya hemos visto las consecuencias negativas para los adultos y los niños que temerosos, se aíslan y no participan en la comunidad y en las actividades cotidianas para evitar ser blanco de deportación. Por ejemplo, los inmigrantes y las familias de estatus mixto que necesitan desesperadamente ayuda no la buscarán por temor a la deportación y a exponer a otros miembros de la familia no autorizados. Estas consecuencias negativas aumentan el estigma, la desconfianza y exponen a las comunidades ya vulnerables a más traumas, sufrimiento prolongado y otros factores de riesgo asociados con la enfermedad mental.

El tema que todas las diez historias tienen en común es la creencia de que el continuar luchando todos los días y el mantenerse resistentes frente a los nuevos desafíos fortalece la esperanza. Fue esta esperanza

---

1 Paulo Freire, Pedagogy of the Oppressed. 30th anniversary ed. New York: Continuum, 2000, p. 91.

la que puso a estas personas y a sus familias en el camino hacia la recuperación. Estas historias que describen sus interacciones con el sistema de salud mental nos llevan de vuelta a la historia de Pierluigi y su lema "La recuperación y la calidad de vida es posible". Un plan de recuperación que nos llama a nosotros y a nuestra vocación para servir mejor a los necesitados mediante la creación de un sistema y una fuerza de trabajo cultural y lingüísticamente apropiados.

Ese mismo plan de recuperación le dio a Carolina la esperanza que necesitaba para permanecer y persistir en su recuperación. Fueron estas nueve palabras "hay ayuda disponible y usted sí se puede mejorar" que escuchó de su proveedor y se aferró a lo largo de su recuperación. Estas nueve palabras también resuenan en las otras nueve historias. Para Eduardo, Carlos, Estella y todos los otros, el tener acceso a un programa cultural y lingüísticamente receptivo con profesionales bilingües y biculturales que comprendieran sus experiencias culturales y de vida fue lo que les mantuvo la esperanza y los ayudó a encontrar su recuperación.

Este libro nos desafía a todos, independientemente de dónde vengamos y dónde vivamos, y si somos personas en recuperación, parientes, amigos, compañeros de trabajo, proveedores, investigadores, defensores, formuladores de políticas o administradores. Espero que por medio del contenido de este libro y la conmovedora historia personal de Pierluigi junto con las otras diez historias podamos reflexionar y contribuir a un nuevo día de tolerancia, aprecio y celebración en la prolongada búsqueda para comprender, tratar y ofrecer oportunidades para la recuperación de las condiciones de salud mental entre los latinos y otras poblaciones marginadas. Ahora, abróchense los cinturones de seguridad y sigan leyendo ...

Sergio Aguilar-Gaxiola, MD, PhD
Profesor de Medicina Interna Clínica
Director del Centro para la Reducción
de las Disparidades de Salud
Universidad de California Davis

Perspectiva de Mi Propia Recuperación

Yo soy un inmigrante y una persona en recuperación de la adicción por muchos años. Nací en Colombia, Sur América, en una familia de ascendencia italiana y colombiana. Mi papá era el gerente de una fábrica de pasta y semolina que construyeron mi abuelo y su hermano cuando salieron de Italia. Me considero colombiano de nacimiento, italiano por descendecia y estadounidense por la gracia de Dios.

Viví en Colombia por 13 años y me mudé a los Estados Unidos en el 1977 para asistir a la Academia Militar de Nueva York ubicada en Cornwall-on-Hudson, Nueva York. Vine a los Estados Unidos para acompañar a mi hermano mayor, Giovanni, quien desafortunadamente tuvo problemas en todas las escuelas a las que asistió, y mis padres pensaron que una academia militar sería la solución para sus problemas de conducta. Gio, como prefería ser llamado, estaba lleno de vida, se involucraba en muchos proyectos moviéndose siempre rápidamente. Desafortunadamente, fue como una estrella fugaz que se extinguió muy de prisa. Gio falleció muy joven; a veces siento que él era demasiado grande para este mundo.

En todos los 13 años que viví en Colombia, nunca vi una droga, ni la marihuana, ni la cocaína, ni la heroína. Yo si veía el alcohol debido a que éramos parte de una familia muy social y el alcohol siempre estaba disponible. Yo me tomé mi primer trago a los 8 años en la casa de mi vecino. La bebida fue Aguardiente. Recuerdo que me sentí feliz, recuerdo que vomité y me tomé otro trago. Me tropecé en camino de regreso a mi casa, afortunadamente vivíamos al lado, y lo que recordé fue que no recibí ninguna consecuencia por haberme emborrachado. Solamente sentí un orgullo de mi padre cuando se dio cuenta de lo que había hecho. Mi padre era una persona que bebía muchísimo, casi diariamente. El sufría de la enfermedad que hoy en día conocemos como el alcoholismo y estuvo enfermo sin tratamiento por más de 30 años.

La primera vez que vi una droga, la marihuana, fue en la Academia Militar de Nueva York. Uno de los miembros de nuestro grupo la trajo después de una visita a su casa un fin de semana y ofreció compartirla con nosotros. A mi eso no me interesaba y no la fumé.

En la universidad comencé a ver más drogas disponibles, pero yo todavía no estaba interesado. Bebía más de lo normal y después de un año de estar allí finalmente probé la cocaína. Desde la primera vez que usé la cocaína supe que estaba adicto.

Mi adicción duró tres años, de los 19 a los 21 años. Durante ese tiempo tuve problemas académicos y tuve que retirarme de tres universidades; Fui arrestado dos veces, perdí mi trabajo y alienaé a toda mi familia. Mi recuperación comenzó el 23 de abril de 1985. En esa fecha dejé el uso de la droga y el alcohol.

Después de mi segundo arresto, que tuvo lugar en Atlanta, estaba tan avergonzado que no pude llamar a mis padres para pedir ayuda. Después de todo, yo era muy popular; estaba seguro de que mucha gente vendría a mi rescate. Fue entonces cuando descubrí que en el mundo que yo estaba viviendo no había amistades, solo conocidos y personas con las que se usaban drogas.

Cuando finalmente me rendí, después de 37 días en la cárcel comiendo alimentos a base de maíz, llamé a mi madre. Yo tenía la fantasía de que ella iba a venir corriendo y sacarme de la cárcel porque como ella y mi papá lo habían hecho antes. Pero esta vez fue diferente, ella no lo hizo.

Lo que yo no sabía era que mi padre había encontrado su propia recuperación, y afortunadamente se mantuvo sobrio hasta que falleció. Mi madre se había convertido en una experta de Al-Anon (un programa de apoyo para parientes y familiares de personas con alcoholismo y adicciones) y, gracias a la fuerza que ellos habían ganado de sus programas de recuperación, no había forma fácil de rescatarme. Pero sí había un salvavidas, una oferta para entrar en un programa de tratamiento de abuso de sustancias.

Mi abogado público negoció una libertad condicional mediante el cual yo debía inscribirme en un programa de tratamiento en las afueras de Atlanta, pero no había camas disponibles. Me dieron alta de la cárcel a un centro de rehabilitación federal hasta que hubiera una cama en el centro de tratamiento. Durante dos semanas en el centro federal fui despertado por un albino, quien siempre se veía enojado, a las 5:00 a.m. y me pedía un examen de drogas antes de comenzar a realizar las tareas requeridas y comenzar a buscar un trabajo. Este era un lugar muy aterrador y estoy agradecido de que mi estancia allí fue breve.

Finalmente me trasladaron al centro de tratamiento de adicciones. Durante la primera parte del tratamiento, internado, recibí terapia individual y de grupo por un periodo de seis semanas. Esa experiencia fue seguida por un programa ambulatorio y residencial por seis meses. Estoy muy agradecido, por la gracia de Dios, pude recibir un curso de tratamiento completo. Ingresé al hospital la última semana que era elegible para los beneficios bajo el seguro de salud de mis padres. Una semana después no hubiera estado asegurado y no hubiera podido acceder a esos servicios. No sabía qué esperar del tratamiento, me acuerdo que tenía miedo y no quería arruinar el resto de mi vida. En algún momento durante los primeros meses de mi recuperación escuche a alguien decir que no escribiera todas las cosas que yo quería lograr en mi nueva vida en recuperación, porque no importaba lo larga que fuera esa lista, iba a dejar algo por fuera. Y debo admitir que quien lo dijo tenía la razón. Yo he recibido tantas bendiciones en mis años de recuperación y muchos de estos eventos nunca los había soñado y ni me los había imaginado.

Quería compartir parte de mi propia historia para dejarles saber que este tema es sumamente personal para mí. Mi familia y yo hemos vivido los horrores de la adicción y de la enfermedad mental por varias generaciones y el buscar y encontrar servicios que sean cultural y lingüísticamente apropiados en los Estados Unidos en los 1980 fue muy difícil y continúa siendo difícil hoy.

Mi padre, por ejemplo, inteligente, educado y quien hablaba inglés preferiría recibir servicios en español y asistía a grupos de recuperación en español. Yo prefería recibir servicios en inglés.

Mi madre, quien también es inteligente, educada y habla inglés con fluidez, prefiere hablar español cuando discute problemas emocionales. Recuerdo a los terapeutas de familia que me asignaron y la dificultad que tenían tratando de comunicarse con madre. El problema no era el idioma; era la cultura y la falta de comprensión cultural por parte de los consejeros.

Mi madre es colombiana, ha viajado mucho y vivido en varios países y, sin embargo, su cultura está muy arraigada a sus raíces colombianas. Y el lenguaje de recuperación que los terapeutas estaban discutiendo no alcanzaban esas expectativas culturales. Por ejemplo palabras como "amor duro" (*tough love* en inglés) o "codependiente" no tenían sentido para mi madre en ese momento y los consejeros fracasaron en tratando de explicar su significado. Algunos de los problemas culturales que causan este conflicto incluyen nuestra visión y comprensión de valores, actitudes, normas, factores sociolingüísticos, factores sociopolíticos y estilos de interacción, incluyendo la manera en que pensamos. Lo que se considera una familia muy unida en Colombia se puede interpretar como " demasiado involucrada " o "codependiente" en los Estados Unidos.

No encuentro las palabras apropiadas para expresar como mi vida ha estado llena de milagros. Estos comenzaron desde el momento en que mis padres estuvieron dispuestos a apoyarme y enviarme a un programa de tratamiento, a caer en frente de un juez que me dio el tiempo que yo necesitaba y la oportunidad para obtener la ayuda crítica para comenzar mi recuperación, el tener un maravilloso personal encargado de mi libertad condicional, y encontrar un grupo de compañeros en los programas de recuperación que me ayudaron a crear una fuerte fundación y encontrar lugares de trabajo que entendían lo que era estar en recuperación y que la recuperación era posible y me ofrecieron una posición permanente para poder permanecer en Atlanta. Finalmente, un acto que cambió totalmente la trayectoria de mi vida fue el haber recibido un perdón presidencial del presidente Clinton, el cual me abrió muchas puertas para poder tener una vida exitosa y poder dedicarme a devolver más a mi comunidad de lo que se me había entregado.

Comencé a ayudar a personas con problemas de salud mental y adicciones en 1987, después de mi segundo aniversario de recuperación. No tenía la intención de trabajar en el campo de salud mental y adicciones. Yo estaba asistiendo a la universidad completando mis licenciaturas y maestrías en negocios internacionales. Pero como parte de mi programa de recuperación comencé a trabajar en un centro de consejería y luego en un programa de tratamiento ambulatorio y me enamoré de la consejería. Regresé a la escuela y comencé un nuevo camino profesional. Los primeros quince años en recuperación trabajé en un programa residencial para clientes adultos con problemas de adicción y enfermedades mentales. Los servicios eran ambulatorios. Los clientes asistían a sus terapias de 9 de la mañana a 4 de la tarde, pero también ofrecimos un programa residencial porque teníamos muchos clientes que vivían fuera de Atlanta. Durante estos quince años, tuve el honor de aprender de los mejores expertos en salud mental y adicciones en ese momento, especialmente el Dr. G. Douglas Talbott, quien por alguna razón se interesó en mí y me ofreció un inmenso apoyo por el cual siempre estaré agradecido.

Durante este periodo, pude formar parte de un equipo que ayudó a cientos, posiblemente miles, de personas a recuperarse de estas enfermedades. También fui testigo de la tristeza, la destrucción y la pérdida de vidas que las enfermedades de salud mental y adicciones producen a quienes no encuentran la recuperación y a sus familias. Uso la palabra "enfermedad" porque a mí me enseñaron y yo soy creyente que " La característica esencial del trastorno por consumo de sustancias es la asociación de síntomas cognitivos, comportamentales y fisiológicos que indican que la persona continúa consumiendo la sustancia a pesar de los problemas significativos relacionados con dicha sustancia." (Asociación Americana de Psiquiatría, Manual diagnóstico y estadístico de los trastornos mentales (DSM-5®), 5a Ed. página 483. Arlington, VA, Asociación Americana de Psiquiatría, 2014).

De todas las personas que pasaron por las puertas de la organización en la que trabajé al principio de mi carrera, solo un individuo latino fue admitido durante esos quince años.

Al investigar cuales eran las razones por las cuales ese número era tan pequeño y lo que encontré fue que, aunque miles de inmigrantes de América Latina se estaban mudando a Georgia, no había servicios de asesoramiento disponibles en español en ninguna parte del estado. Me recordó lo difícil que era para mi madre, quien era bilingüe, el entender completamente y el poder comunicarse con las consejeras que no entendían el marco cultural que mi mama poseía. y me supuse cuán difícil debía ser para todas esas personas sufriendo los problemas de salud mental y de adicciones y también con dominio limitado del inglés. Ellos estaban sufriendo en silencio.

En 1999, el Dr. David Satcher, entonces Cirujano General de los Estados Unidos, publicó "La Salud Mental: Un Informe del Cirujano General (DHHS, 1999)". En este informe innovador y su subsiguiente suplemento "La Salud Mental: Cultura, Raza y Origen Étnico, Un suplemento a La Salud Mental: Un Informe del Cirujano General". El Dr. Satcher detalla las barreras que enfrentan las minorías y las personas con dominio limitado del inglés cuando buscan servicios de salud mental y adicciones.

El Dr. Satcher afirmó que "... las barreras organizacionales incluyen la fragmentación de los servicios [de salud mental y adicciones] y la falta de disponibilidad de esos servicios".

También escribió: "El idioma, al igual que las diferencias económicas y las barreras de accesibilidad, juegan un papel importante en el hecho de que las personas de otras culturas no busquen tratamiento". Y al hablar sobre lo que se necesitaba hacer, el Dr. Satcher alentó la construcción de agencias con la "capacidad para proporcionar servicios en otros idiomas además del inglés." Este informe me inspiró y me motivó a tomar acción para resolver este problema.

En 1999 fundé, y durante 17 años manejé, la única clínica latina en el estado de Georgia que recibió licencia estatal para el tratamiento de abuso de drogas y recibió acreditación nacional para proveer servicios de prevención, intervención y servicios clínicos de salud mental y adicciones para niños, adolescentes y adultos. La clínica ofreció servicios en inglés, español y portugués.

El haber vivido de cerca los éxitos logrados por las personas que atendimos en la clínica me ha motivado a escribir este libro. Quiero que todos los latinos, todos los inmigrantes y el público en general sepan que la recuperación de enfermedades mentales y las adicciones si es posible; Quiero que el campo de los profesionales de consejería sepa que si existen métodos clínicos basados en evidencia para esta población que pueden ayudarlos a lograr una mejor calidad de vida. Y quiero que las agencias gubernamentales y privadas sepan que pueden atender, con éxito, a la población inmigrante a pesar de que los inmigrantes tienen diferentes niveles de aculturación, asimilación y diferentes niveles de dominio del inglés.

En este libro, presento diez historias. Los nombres de las personas y otros detalles han sido cambiados por privacidad y para proteger la confidencialidad. Las viñetas se reconstruyen en narrativas con sus propias palabras y del punto de vista de primera persona, consolidando lo que cada cliente proporcionó durante el curso de su consejería. Ellos describen los caminos que utilizaron para buscar y encontrar los servicios, lo que descubrieron acerca de ellos mismos y los cambios que pudieron hacer para mejorar sus vidas. He tomado un poco de libertad editorial al reflejar sobre lo que las personas dijeron durante el curso de la terapia para proporcionar fluidez a la narración. Al final de cada capítulo, ofrezco sugerencias prácticas que pueden ayudar inmediatamente a quienes puedan identificarse con la historia de ese capítulo.

Todas las personas presentadas en este libro recibieron servicios de una manera culturalmente receptivos que incluyeron servicios culturales y lingüísticamente apropiados proporcionados por personal clínico bilingües y biculturales, profesional-estudiantil y personal de apoyo a través de un equipo multidisciplinario. El equipo multidisciplinario en estos casos incluyó Psiquiatra bilingüe (inglés / español), Asistente de Médico Psiquiátrico, Enfermera Registrada, Nutricionista, Psicólogo, Consejeros Licenciados, Trabajadores Sociales Licenciados, Consejeros Certificados en Adicciones, Administradores de Casos y Proveedores de Servicios de Apoyo para la Recuperación. Los servicios fueron proporcionados en la oficina, fuera de la oficina, en persona o electrónicamente a través de servicios de telemedicina.

También quiero invitarlos a que me acompañen y se unan al movimiento internacional para derrotar al estigma asociado con la adicción y la enfermedad mental. La recuperación de estas enfermedades si es posible, pero debemos proporcionar servicios de una manera que atraiga a la población que más nos necesita y que se encuentra con menos recursos. En resumen, de la manera pueden accederlo, cuando lo necesitan y a un precio que pueden pagar, o gratis.

Para el personal clínico y las organizaciones que desean aprender cómo mi equipo y yo pudimos lograr tanto éxito con esta población marginada, estamos desarrollando un programa de capacitación, *The Mancini Method* ™, que estará disponible en el 2019.

Atendiendo a las Necesidades de los Inmigrantes

Vivimos en una época en el que cada vez que se menciona la palabra "inmigrante" la conversación inmediatamente se polariza. El daño emocional que está causando la postura política de la presente administración al jugar con el futuro de los inmigrantes en los Estados Unidos, está siendo documentada en historias y estudios que demuestran el aumento en el temor, la ansiedad, la depresión y otras condiciones causadas por el solo hecho de ser catalogado como inmigrante. Los niños temen que sus padres no estén en su casa cuando regresen de la escuela; as madres no pueden realizer sus tareas cotidianas pues se sienten angustiadas y temerosas de ser víctimas de acosamientos; los niños están siendo intimidados en la escuela porque tienen un apellido que suena hispano, hablan con un acento o traen comida tradicional de su país de origen para comer durante la hora de almuerzo. Muchos inmigrantes no están dispuestos a arriesgar su seguridad para satisfacer las necesidades humanas básicas, como buscar comida, ropa y refugio para su familia.

No tiene que ser así. Los problemas principales del porqué muchos inmigrantes están sufriendo en silencio tienen sus raíces en el hecho de que la mayoría de los proveedores de servicios de salud mental y de adicciones no pueden adaptarse a los marcos culturales y realidades lingüísticas que están presente en sus áreas de servicio. En algunos casos, están dispuestos a adaptarse y a recibir inmigrantes, pero enfrentan barreras políticas, legislativas o de otro tipo que les impiden prestar servicios.

Pero como lo demostrarán las historias de este libro, los inmigrantes tienen una capacidad para adaptarse y pueden encontrar la recuperación de enfermedades mentales y trastornos por uso de sustancias si reciben servicios económicos, en marco cultural y en su propio idioma.

Con el fin de tener éxito y poder ayudar a las personas presentadas en este libro, varios factores tenían que estar instalados. Estos factores son necesarios si queremos ayudar a los miles de otras personas con dominio limitado del inglés que necesitan servicios de salud mental y adicciones en sus propios idiomas. **Aunque estas diez historias provienen de personas de América Latina o de EE. UU. con herencia hispana, estos problemas afectan a todas las personas con dominio limitado del inglés, independientemente del país de origen o el** patrimonio étnico. **También se pueden aplicar a inmigrantes quienes habitan en países que hablan idiomas diferentes a los de ellos y tienen diferencias culturales.**

La falta o el acceso limitado a los servicios es el área principal que necesita atención. El acceso a servicios de salud mental y servicios para esas personas con discapacidad del desarrollo, desde el punto de vista lingüístico, no está disponible proporcionalmente cuando se compara con el número de personas que reportan su capacidad para hablar inglés como "menos que muy bien". En el estado de Georgia en E.E.U.U., por ejemplo, hay aproximadamente 500.000 personas que reportan que hablan inglés 'menos que muy bien'. Además de la agencia que yo fundé y mencioné anteriormente, no hay servicios en este estado para atender a la población inmigrante en los diferentes idiomas que hablan. La Ley de Derechos Civiles del 1964 de los Estados Unidos contiene el Título VI el cual define la negación o demora de la atención médica debido a las barreras del idioma como discriminación.

La accesibilidad también incluye otras barreras para los inmigrantes y aquellos con dominio limitado del inglés, como la desconfianza del sistema de servicios, la incomprensión de la atención a la salud mental o las adicciones, el transporte, el cuidado de los niños, el entorno de la oficina y el horario de atención, por nombrar algunos.

El desarrollo de la fuerza de trabajo es otro factor y este requiere acción política. Es información pública la escasez de consejeros y psicólogos en general por todo el país y los estudios muestran que no hay suficientes estudiantes en programas clínicos universitarios para reemplazar a la fuerza laboral que envejece y que se espera que se retire dentro de los próximo cinco años. Hoy día en varios estados en este país tenemos condados enteros sin un solo consejero licenciado, de ningún tipo.

La escasez de consejeros y psicólogos que son bilingües y biculturales es aún mayor.

Las soluciones para el desarrollo de la fuerza de trabajo incluyen cambios en las políticas industriales y gubernamentales e incluso acciones legislativas. La realidad es que algunos estados tienen reglas arcaicas que impiden que muchos consejeros calificados puedan ejercer donde viven simplemente porque obtuvieron sus títulos o trabajaron en otro lugar, o su escuela en particular no requirió algún reglamento que se requiere dónde quieren ejercer.

Este problema se agrava cuando se buscan consejeros bilingües, incluyendo aquellos que atienden a personas sordas y con dificultades auditivas a través del lenguaje por señas.

Este problema deja a muchos consejeros calificados que podrían ser utilizados para llenar esos vacíos en la fuerza laboral incapaces de trabajar y, por lo tanto, sin poder atender a muchas personas necesitadas.

El uso de intérpretes generalmente se menciona cuando se habla del acceso lingüístico. Pero la realidad es que los intérpretes que están capacitados para interpretación de salud mental y adicciones varían de estado a estado. Algunos estados invierten en este servicio y otros estados ni siquiera tienen este problema en su radar. Cuando un consejero utiliza a un intérprete está triangulando el proceso clínico, por lo tanto, la capacitación de intérpretes en salud mental es de suma importancia. De lo contrario, pueden producirse malentendidos, diagnósticos erróneos u otros problemas.

La investigación normalizada sobre la población inmigrante es el último factor que destacaré. El tema de las herramientas de evaluación culturalmente receptivas y las prácticas basadas en la evidencia (EBP por sus siglas en inglés) es complicado, y definitivamente se debe continuar discutiendo para lograr un cambio en las prácticas actuales. Un problema es el hecho de que las herramientas de evaluación se basan en preguntas estandarizadas que se desarrollaron para los grupos culturales dominantes e incluyen preguntas que presentan conflictos culturales potenciales para un encuestado de una cultura diferente. Cuestiones como el suicidio y la sexualidad que en algunas culturas son motivo de castigo o incluso muerte.

También debemos analizar las prácticas basadas en la evidencia (EBP) y los servicios que se utilizan actualmente para proporcionar servicios de tratamiento, intervención y prevención. Muchos de ellos no están desarrollados ni normados para la población inmigrante, pero todavía se usan porque no comprenden a la población inmigrante o porque la entidad que financia los servicios requiere que se use un EBP particular independientemente de lo apropiado para el inmigrante o de la comunidad con un dominio limitado del inglés. Las personas nacidas fuera de los Estados Unidos representan aproximadamente el 14% de la población en los Estados Unidos. Si un investigador no puede encontrar suficientes miembros de la población inmigrante para incluirlos en su investigación, entonces no están buscando lo suficiente o no quieren invertir los recursos para tener realmente un producto excepcional y culturalmente receptivo.

Al crear un programa que era cultural y lingüísticamente receptivo, pude diferenciarlo de otras agencias. Al cultivar y nutrir una fuerza de trabajo clínica multilingüe, pude formar un equipo sólido que entendía a las personas que libremente entraban por nuestras puertas. Es en el conocer y el entender a nuestra comunidad y encontrarnos con ellos a su nivel de necesidad lo que nos permitió tener éxito. Estábamos atendiendo más de 100 personas por día en el área de servicios clínicos directos proporcionados por más de 30 profesionales bilingües / biculturales. También tuvimos servicios bilingües de prevención, intervención y recuperación.

El éxito que hemos tenido es evidencia sólida de que los servicios económicos, en marco cultural y lingüísticamente apropiados para los inmigrantes y aquellos con dominio limitado del inglés si son posibles. El programa de capacitación *"Mancini Method ™"* ayudará a organizaciones y a consejeros a duplicar este éxito en sus propias comunidades.

Si desea aprender más sobre este movimiento o desea contactarnos para charlas, talleres, exposiciones o entrevistas, por favor visite www.eldoctormancini.com o contacte al Dr. Mancini a pierluigi@eldoctormancini.com

Primer Capítulo

La solución de Carolina para la Psicosis y la Ansiedad

Yo estaba pasando por un momento difícil, aunque intenté todo lo posible no pude hacer nada al respecto hasta que sucedió lo peor.

Pasé por un episodio de agitación que luego me describieron como "Ataque de Nervios", un nombre aterrador. Me dijeron que esta condición a menudo se comparaba con los ataques de pánico. Mi comportamiento se descontroló tanto que hubo que llamar a la policía para que me detuvieran. Estaba confundida, sentía terror, mi corazón latía tan rápido que pensé que se saldría de mi pecho y estaba sudando mucho. Me enviaron a una sala de emergencias donde se evaluó mi condición y me enviaron a otro centro para obtener ayuda.

Me siento tranquila hoy gracias al tratamiento que he estado recibiendo. Antes de recibir ayuda para mi condición, estaba muy ansiosa y estaba bajo mucho estrés. Habían muchas cosas que estaban sucediendo en mi vida; estaba emocionalmente inestable y tenía problemas económicos.

La mayoría de las personas el día de hoy no creen en la santería o en la brujería, pero yo sí, y también creo que cada problema que he tenido que enfrentar, incluyendo el episodio que tuve, se debió a una maldición que se me impuso. En mi familia esto es muy común. Incluso las personas que van a la iglesia a veces van y ven al brujo (Curanderos/as, Santiguaderas, Espiritistas, Yerberas, o Sobadoras) para que se eliminen las maldiciones o para tratar de descubrir qué va a suceder en el futuro.

Soy de Nicaragua, me llamo Carolina y soy inmigrante a los Estados Unidos. Al igual que muchos inmigrantes en este país, mi red de apoyo social y emocional es muy pequeña. Probablemente he vivido más de lo que es justo en esta vida y lo digo porque he visto más estrés económico, más agitación, más estrés emocional, más tristeza y más enojo que la mayoría de las personas a la misma edad de mis 43 años.

Comencé a trabajar más duro que nunca después de que mi esposo fue deportado y me quedé sola con mis dos hijos, aunque debido a todas estas dificultades, pude traer muchos cambios positivos en mi vida.

Mi esposo Ramiro solía golpearme, se ponía físicamente agresivo, se ponía celoso por cualquier razón y muchas veces no me dejaba salir de la casa. Era muy posesivo y pensaba que cuando salíamos juntos todos los hombres me miraban y eso no le gustaba. Tengo amigas que también pasan por lo mismo. El sentía que si no me controlaba no era un verdadero hombre. No me daba dinero para los gastos diarios y no me permitía trabajar, todos tenemos nuestros límites y yo ya estaba más allá de los míos.

Este no fue el único abuso físico que tuve en mi vida. Había llegado al final de mi paciencia y no fue una decisión fácil el llamar a la policía. Usted ve, el abuso de mi marido no fue un evento único; fue el último de una serie de abusos por los cuales yo había pasado. En el trabajo, tuve problemas con un jefe que me amenazó, hizo avances sexuales no bienvenidos hacia mí y de venganza convirtió mis años en ese trabajo en un verdadero infierno. A través de todo esto, me mantuve con la boca cerrada. Todavía puedo escuchar a mi madre diciéndome: "¡No te quejes tanto! No eres la única a quien le pasa. Esto es parte de nuestra vida. Yo he sufrido por lo mismo." La violencia se había vuelto una parte tan normal de mi vida que ni siquiera me molestó cuando me dispararon con una pistola.

Llamé nuevamente a la policía y les conté todo sobre el abuso de mi esposo y esta vez me ayudaron, pero no de la manera que esperaba. Mi esposo fue arrestado y fue puesto bajo una orden de deportación, y poco después fue deportado. Nunca esperé que Ramiro fuera puesto en una orden de deportación. Quería que la policía interviniera para evitar que el siguiera abusando de mí, pero no quería que hicieran algo que pudiera causar tanta devastación a mis hijos y a mí. Verán, tener un marido posesivo y controlador también significaba que dependía de él por dinero y no estaba acostumbrada a mantener el hogar sola, por mi cuenta.

Al principio, tenía miedo de lo que iba a suceder con mis hijos y conmigo, pero con el tiempo hice las paces con la situación en la que estábamos y, después de una larga y dura lucha, finalmente pude proveer para mis hijos.

Mi vida no ha sido fácil, fui violada a la edad de 17 años y tuve que pasar por un aborto debido a eso. No fue fácil, pero ¿cuándo es fácil? Fui abusada sexualmente por un tío a la edad de 12 años y ese evento tuvo un impacto permanente en mi vida. Como resultado de todas estas cosas, estuve emocionalmente traumatizada durante mucho tiempo. De alguna manera, fui lo suficientemente fuerte como para nunca contemplar el suicidio.

Soy la primera persona de mi familia que admite libremente, y ha buscado ayuda, para mi enfermedad mental. Ninguno de los miembros de mi familia ha admitido una adicción a las drogas o al alcohol y nadie había demostrado señales de alguna enfermedad mental, al menos nunca lo admitieron públicamente. En Nicaragua, las familias simplemente mantienen sus problemas ocultos porque el exponer algo como una enfermedad mental le puede traer vergüenza a una familia. La enfermedad mental tiende a verse como un reflejo de algo que hizo la familia, algo malo, por lo cual ahora estamos siendo castigados. La adicción se ve como una debilidad de carácter, no como una enfermedad. Luego está nuestra religión y nuestra creencia de que no cargas a otros con tus problemas porque el hacerlo significa que eres egoísta. Tú cargas tus cruces en silencio.

Me valoro como una persona respetuosa de la ley y además de unas multas de conducir no he tenido ningún problema con la policía. Me llevo bien con mis hijos y con mis amigos, nunca castigué físicamente a mis hijos ni me volví violenta con ninguno de mis amigas. Un área donde sé que quiero mejorar es mi educación, nunca pude obtener una educación formal, pero ahora me inscribí en una clase para ayudarme a aprender a leer y escribir en inglés, algo de lo que estoy muy orgullosa.

Cada moneda tiene dos lados y mi vida no es excepción, así como también hay un lado oscuro en mi vida, también hay un lado lleno de luz y esperanza, también he visto buenos momentos.

Pero a menudo estoy llena de ansiedad y miedo, miedo a lo que me espera.

Cuando me presenté en la instalación para comenzar el tratamiento y la consejería, fui amistosa y cooperé con la persona que me ayudó con el proceso de admisión. Yo estaba muy nerviosa. No sabía lo que debía decir o cuánto debería decir. Me preocupaba lo que pudieran pensar de mí, de causar una mala impresión, de parecer como si fuera una campesina ignorante. No les conté todos mis problemas porque no quería parecer demasiado creída y tampoco quería exponerme demasiado a alguien que no conocía o en quien no confiaba. Después de mi evaluación, me dijeron que había minimizado los problemas que tenía y, a veces, tomo decisiones imprudentes y sin pensar. Durante la entrevista me avergoncé un poco cuando me di cuenta de que para esta cita no me vestí muy bien y parecía desaliñada. Pero después de un tiempo me sentí más cómoda y pude compartir las cosas que me estaban causando tanta ansiedad y miedo.

Me dijeron que tenía ansiedad generalizada y que algunos de los síntomas que yo sentía como el sentirme con mucho calor, el tener palpitaciones extremas, el tener dificultad para respirar y el sentir que me podía desmayar en cualquier momento, todos formaban parte de mi enfermedad. Esta información me ayudó, pero también me asustó porque no sabía si me iba a morir de esto.

También me diagnosticaron un trastorno psicótico, ataques de pánico, depresión y trauma sexual. Todas estas palabras me asustaron aún más y me pregunté de dónde saqué todos estos problemas. ¿Los causé? ¿Alguien me los dio? Mi consejera fue muy gentil cuando me explicó lo que significaban esas palabras. Ella me explicó que un diagnóstico de enfermedad mental es como cualquier otra enfermedad, por ejemplo, si voy al médico y él me dice que tengo un resfriado.

El primer día no me dieron muchas respuestas, pero me dijeron que había ayuda disponible y que yo si me podía mejorar. Eso me gustó mucho, me ayudo a calmarme un poco.

Me dijeron que los consejeros eran latinos y hablaban inglés y español y que me asignarían un consejero principal, pero que había un equipo de profesionales que trabajarían conmigo. No entendí mucho, así que me aferré a las palabras que escuché antes "hay ayuda disponible, y si te puedes mejorar".

Al comienzo de mi tratamiento recibí terapia individual con una señora muy agradable y me recetaron medicamentos para la disminuir la ansiedad, también me dijeron que asistiría al grupo de trauma para mujeres, que tendría otro consejero que me ayudaría con algo que se llama apoyo de recuperación y que iba a ver al psiquiatra para ayudarme a administrar mi medicación mensualmente y también para ver si había algo más en lo que necesitaba enfocarme.

No sabía mucho sobre la medicación, pero una enfermera muy amable se sentó conmigo y me explicó qué medicamentos recomendaban, cuánto tiempo tardarían en trabajar y cómo me harían sentir. Esto me ayudó mucho ya que no me gusta tomar medicamentos.

Uno de los mayores regalos que encontré fue que, dado que yo no podía comunicarme correctamente en inglés en ese momento, todos mis tratamientos fueron brindados en español por consejeros de habla hispana.

Me dijeron que podrían ayudarme con mi ansiedad que incluía sentimientos de desesperación y tristeza, aislamiento, baja autoestima y el estrés del trauma que sufrí como resultado de la violencia doméstica.

Tuve un maravilloso equipo de tratamiento. Todos fueron amistosos y durante cada sesión se aseguraron de que estuviera cómoda y de que me sintiera segura para hablar de cualquier cosa. Recibí apoyo, aliento y amor. Los consejeros hicieron todo lo posible para ayudarme utilizando las diferentes formas de ayudar que llamaban 'intervenciones'. Identificaron los pensamientos y comportamientos negativos que contribuyeron a mi estrés y me ayudaron a aprender nuevas habilidades, como la relajación, para poder enfrentar desafíos y reducir mi ansiedad.

Todo esto era nuevo para mí. En mi país es muy difícil encontrar consejeros. Donde yo vivía no teníamos teléfono ni internet ni hablamos de obtener ayuda para nuestra salud mental. En estos casos usualmente yo hubiera ido a un curandero para que me quitaran estas maldiciones. Pero aquí, estos consejeros tomaron pequeños pasos para ayudarme a ver que existían otras formas de ayuda y si yo confiaba en ellos, yo podría aprender de esa manera. No tenía nada que perder, así que decidí confiar en ellos.

Los consejeros me enseñaron cómo hacer cosas nuevas que llamaban "estrategias" que incluían cómo detener mis pensamientos antes de que se fueran demasiado lejos y causaran daño, como hacer afirmaciones positivas, meditación, relajación y habilidades de toma de decisiones para ayudarme a aprender a sobrellevar mi ansiedad, tristeza y sentimientos de desesperanza. Creo que todas esas cosas tuvieron un efecto positivo porque comencé a sentirme mejor.

Me ayudaron a comprender cosas que no entendía y algunos de los comportamientos que contribuyeron a mi codependencia. Como cuando pongo los sentimientos de los demás antes que mis propios sentimientos.

Me ayudaron a reconocer que yo tenía valores, talentos, cosas buenas y cualidades que podrían ayudarme a pensar mejor y a respetarme a mí misma. Nunca había pensado en esto cuando estaba creciendo. No estaba acostumbrada a pensar en ver los dones que ya tenía dentro de mí. Simplemente no era algo en lo que me habían educado para pensar en ayudarme a sobrellevar la vida.

Me enseñaron a usar la técnica de la respiración profunda y algo nuevo llamado atención plena o conciencia plena (mindfulness en inglés) diariamente, especialmente cuando estaba preocupada, y pude identificar dos o tres desencadenantes de mis inquietudes constantes que aumentaban las palpitaciones de mi corazón. Algunas de estas cosas al principio me parecían muy extrañas: la respiración profunda y la atención plena. Estos ejercicios eran nuevos para mí, pero la consejera me animó a probarlos. Confié en mi consejera; ella era latina como yo y si ella creía en estas cosas yo también sentía que yo podía.

Hoy tengo una nueva relación con un maravilloso hombre. Mis consejeros me ayudaron a aprender cómo expresar mis sentimientos a mi pareja todos los días para poder tener una relación romántica saludable. También aprendí a tener una mejor relación con mis hijos.

Después de seis meses de terapia, completé mi tratamiento y creo que fue exitoso. Fue difícil, pero seguí avanzando. Ahora, después de seis meses de haber completado mi tratamiento, continúo manejando mi ansiedad mucho mejor, me siento mejor, me comunico mejor y trabajo a diario en mi recuperación.

Me di cuenta de que me dieron una oportunidad maravillosa y me comprometí a continuar practicando mis nuevas habilidades, a ver al médico cuando lo necesitaba y a estar en contacto con mis consejeros.

SUGERENCIAS INMEDIATAS PARA LAS PERSONAS QUE SE IDENTIFICAN CON ALGUNAS PARTES DE LA HISTORIA DE CAROLINA

Descargo de responsabilidad: Problemas de salud mental y de adicciones no se deben enfrentar solos. Por favor busque ayuda profesional para poder alcanzar el nivel más alto de bienestar emocional posible. Estas sugerencias pueden ser usadas como apoyo a la ayuda profesional o para personas que no estén sufriendo tan seriamente como Carolina.

1. Técnica de Respiración Profunda–El Ejercicio 4-7-8

El ejercicio de respiración 4-7-8 es muy simple, se puede hacer en cualquier lugar, y puede hacerlo en cualquier momento. La técnica de respiración 4-7-8, defendida por el practicante y profesor de medicina integral Andrew Weill, es simple y vale la pena intentarlo. Es gratis, rápido y no requiere equipo.

Antes de comenzar, siéntese con la espalda recta y coloque la punta de la lengua en el techo de la boca justo encima de los dientes y manténgala allí durante todo el ejercicio.

- Exhale completamente por la boca, con fuerza, para que haga un sonido "whoosh".
- Cierra la boca e inhala silenciosa y suavemente por la nariz para obtener un recuento mental de **cuatro**.
- Contenga la respiración y cuente hasta **siete**.
- Exhale completamente por la boca, haciendo otro sonido 'whoosh' durante **ocho** segundos en una gran respiración.
- Inhale nuevamente y repita el ciclo tres veces para un total de cuatro respiraciones.

Recuerde: todas las respiraciones inhaladas deben ser silenciosas y por la nariz, y todas las respiraciones exhaladas deben ser fuertes y por la boca.

2. Afirmaciones Positivas: Las afirmaciones positivas están directamente relacionados con la química de nuestro cerebro, por lo que repetirlas varias veces, pueden hacer un cambio en nuestra forma de pensar y actuar. El poder de las afirmaciones positivas se encuentra en su capacidad de mejorar nuestro estado emocional.

Las afirmaciones positivas deben tener tres elementos básicos:
1. Estar redactadas en primera persona, utilizando el tiempo verbal presente y usando un lenguaje positivo/afirmativo.
2. Deben tener un efecto emocional.
3. Deben ser ciertas para ti.

Por ejemplo, en el caso de Carolina, una afirmación positiva puede ser: "Yo voy a atraer a personas saludables a mi vida."

Segundo Capítulo

La solución de Eduardo para el Alcoholismo, el Pánico y la Ansiedad

Mi nombre es Eduardo, tengo 30 años de edad y nací en Guatemala. He estado viviendo en los Estados Unidos durante cuatro años y pedí ayuda después de terminar en un hospital debido a un consumo excesivo de alcohol durante una celebración navideña. Solía tomar un promedio de 18 cervezas cada vez que bebía, lo cual era unas 4 o 5 veces por semana. Comencé a beber a la edad de 20 años, y bebía para emborracharme y por ninguna otra razón. Creo que la razón principal de mi consumo excesivo de alcohol fue una sensación de pánico que me abrumó por completo hasta que comencé a beber. El alcohol pareció calmarme. Noté un aumento en los ataques de pánico y el consumo excesivo de alcohol en los últimos tres años después de que mi padre falleció. También había algo que estaba fuera de lo común, siempre que tenía un ataque de pánico, tenía ganas de orinar y la sensación era como si alguien estuviera agarrando mis partes privadas.

Cuando ingresé al programa de tratamiento, durante el examen físico, reporté que tenía dolor en mi pecho, y cerca de mi corazón; les comenté que mi brazo derecho se dormía, sentía algo de adormecimiento en mi cara y mis manos a veces se enfriaban. Después de un examen físico completo, las pruebas de mi corazón y todas las pruebas de seguimiento salieron normales.

Cuando yo tenía 12 años, un hombre amigo de la familia me tocó de una manera inapropiada varias veces. Cada vez que recordaba este abuso, sentía ataques de pánico, y adormecía ese sentimiento con el alcohol. Me enojaba cada vez que pensaba en la manera que fui abusado, pero en lugar de decirle a alguien o quitarme el enojo con otra persona, simplemente me emborrachaba. Nunca pensé en el suicidio; Supongo que la manera que estaba bebiendo me estaba matando lentamente.

Me considero un hombre heterosexual, pero debido al abuso y las memorias, a menudo perdía interés en el sexo. Después de beber en exceso, tuve resacas (guayabo, cruda), pérdida del conocimiento, síntomas de abstinencia y no podía dormir muy bien. Tengo una hermana que sufría de depresión y mi padre sufría de alcoholismo. Además de estos problemas con el alcohol, nunca he tenido problemas médicos, ni cirugías, ni hospitalizaciones.

Comencé a sentirme culpable por mi forma de beber; Creo que cuando comencé el tratamiento me sentía deprimido. También pienso que mi consumo de alcohol causó problemas en mis relaciones con familiares y amigos. Durante los últimos cuatro meses, antes de recibir ayuda, comencé a aislarme, comencé a faltar mucho al trabajo y, durante varios días, ni siquiera salía de mi casa.

El alcohol era mi única droga. Probé la cocaína y la marihuana un par de veces, pero no me gustó cómo me hacían sentir.

Normalmente trabajo de cocinero. Nunca terminé la escuela; en Guatemala solo estudié hasta el sexto grado. Abandoné la escuela para trabajar y poder ayudar a mi familia.

Cuando comencé el programa de tratamiento estaba lleno de ansiedad, miedo y temor. Hacia lo que me pedían, pero sentí que no tenía mucha energía para relacionarme con las personas. Estaba muy consciente de mis problemas, excepto en los momentos en que no podía recordar los eventos recientes o tenía pensamientos confusos. En Guatemala, el gobierno creó clínicas con psicólogos para que la gente pudiera obtener ayuda, pero nunca asistí porque no pensé que tenía un problema.

En mi familia, siempre nos enseñaron a ser educados y a vestirnos bien, con ropa limpia. Respetar a los demás y sentarse derecho. Así es exactamente como me presenté a mis citas, bien vestido, con voz suave y con una buena postura.

Me sentía desesperanzado, sin valor e indefenso. En el pasado tuve momentos en los que me sentí muy feliz, hablaba mucho, gastaba dinero de manera impulsiva, tenía mucha energía y poca necesidad de dormir por hasta tres días a la vez. Durante todo el tiempo que estuve despierto, no tuve ninguna creencia fuera de lo común ni vi ni escuché nada inusual. Más tarde me dijeron que esto se llamaba tener períodos de manía.

Mis consejeros me dijeron que tenía algo que se llama dependencia del alcohol, ansiedad, agorafobia (miedo y evitación de lugares o situaciones que podrían causarle pánico) y trastorno de pánico.

Comencé a recibir terapia individual con un maravilloso terapeuta; el psiquiatra me dio medicamentos para la ansiedad y el trastorno de pánico y comencé a asistir a un grupo de consejería con otras personas que tenían problemas con el alcohol. Desde que hablo, leo y entiendo el español mejor que el inglés, todos mis servicios se brindaron en español.

En el grupo, aprendí que con la enfermedad que yo tenía el sentirme mejor me iba a llevar mucho tiempo y esfuerzo. Me recordaron que había estado enfermo por muchos años y la recuperación no iba a ser instantánea. Necesitaba aprender cómo dejar de beber, cómo estar cómodo en situaciones sociales con otras personas y cómo comenzar a superar mis períodos de pánico.

Mis consejeros comenzaron a trabajar conmigo para identificar las cosas que me estresaban todos los días (por ejemplo, el trabajo, las relaciones sociales y familiares). Me enseñaron nuevas técnicas para desarrollar habilidades sociales y personales para manejar los desafíos diarios, los factores estresantes y las emociones.

En las sesiones grupales, me di cuenta del daño que el alcohol había estado haciendo a mi cuerpo, me proporcionaron medicamentos y nuevas herramientas para identificar los factores desencadenantes que me empujaban a beber tanto.

El primer paso fue no beber alcohol, a veces un minuto a la vez, y luego manejar los desafíos cotidianos comunes y fomentar la confianza para manejar esos desafíos sin beber alcohol ni usar otras drogas.

Comencé a aprender cómo participar en actividades sociales y recreativas con mi novia. Comencé con una actividad por semana por un periodo inicial de tres meses y asegurándome que la mayoría de las actividades tomaran lugar fuera del hogar.

Después de cinco meses de asesoramiento y apoyo, me di cuenta de que me sentía mucho mejor. Ya no estaba experimentando un estado de ánimo deprimido, ataques de pánico o antojos de alcohol. Sigo participando en situaciones sociales con mi novia y también voy a la iglesia donde recibo mucho apoyo. Planeo continuar tomando mis medicamentos según lo prescrito y mantener un seguimiento con el psiquiatra según lo recomendado.

Me complace decir que ahora tengo una vida social estable con mi familia y mis amigos; tengo una novia que se preocupa por mí y muchos nuevos amigos en la iglesia. Estoy durmiendo mejor y no he bebido nada desde que entré en tratamiento.

SUGERENCIAS INMEDIATAS PARA LAS PERSONAS QUE SE IDENTIFICAN CON ALGUNAS PARTES DE LA HISTORIA DE EDUARDO

Descargo de responsabilidad: Problemas de salud mental y de adicciones no se deben enfrentar solos. Por favor busque ayuda profesional para poder alcanzar el nivel más alto de bienestar emocional posible. Estas sugerencias pueden ser usadas como apoyo a la ayuda profesional o para personas que no estén sufriendo tan seriamente como Eduardo.

1. **Reuniones de Apoyo a la Recuperación**—El diccionario Merriam-Webster define a los grupos de apoyo como un grupo de personas que tienen experiencias y preocupaciones similares y que se reúnen para proporcionar ayuda emocional, consejo y estímulo mutuo. Para el alcohol, las drogas u otras adicciones hay muchísimos grupos de apoyo y alguien que quiere recuperarse de cualquiera de estas enfermedades necesitará el apoyo de otros que han pasado por ese camino. Para obtener una lista completa de Grupos de Autoayuda y Apoyo, visite https://findtreatment.samhsa.gov/locator/link-focSelfGP

2. **Establezca límites**—Un límite es una regla, una guía que puede crear para que otras personas sepan qué comportamiento es aceptable y para que sepan cómo usted espera que se comporten. Por ejemplo, para Eduardo, un límite puede ser el que otras personas sepan que se está recuperando del alcoholismo y que el estar alrededor del alcohol puede causar una recaída, por lo que prefiere que otros no beban a su alrededor. Para establecer sus propios límites debe mirar dentro de sí mismo y descubrir lo que es importante para usted, saber el por qué establecería ese límite y lo que está dispuesto a hacer si alguien elige violar el límite que ha establecido.

Tercer Capítulo

La solución de Carlos para el Control de Impulsos y la Marihuana

Mi hijo Carlos es un adolescente de 13 años con un historial de problemas de conducta tanto en la escuela como en el hogar que han aumentado durante el año pasado. Actualmente está inscrito en la escuela en Norcross, Georgia, donde nació y asiste al séptimo grado. Mi hijo también comenzó a fumar marihuana. Comenzó a tener problemas desde los 10 años. Comenzó a interesarse por las chicas y quería una novia y con el paso de los días se estaba volviendo cada vez más irritable y malhumorado. Lo llevamos a un psicólogo para aprender sobre educación sexual y para atender los problemas de ira (enojo) que estaba teniendo. El psicólogo lo vio dos veces al mes durante aproximadamente un año. También participamos en terapia familiar, con la esperanza de que pudiera mejorar las cosas.

Después de que comenzó a salir con novias, se volvió más irrespetuoso en el hogar y en la escuela. Ha sido suspendido de la escuela 8 veces en los últimos 12 meses. El sistema escolar estaba listo para trasladarlo a una escuela alternativa si su comportamiento seguía siendo problemático en la escuela. En casa, ha perdido todos sus privilegios, incluido el uso de su teléfono celular o cualquier otro dispositivo electrónico, incluida la computadora y los videojuegos. Él fue irrespetuoso conmigo y me llamó 'perra' a menudo. Siempre dice que se siente aburrido y enojado y que no tiene nada que lo ayude a lidiar con su estrés.

Carlos dice que se siente "estresado" en la escuela y que como tenía problemas académicos, usaba marihuana para relajarse.

Durante su evaluación en el programa de tratamiento, Carlos le dijo al consejero que el es "popular" en la escuela. Compartió ese hecho con orgullo; también estaba orgulloso de ser sociable y de tener una novia mayor que el en la escuela. Una de las veces que tuvo problemas en la escuela fue por estar besándola en la escuela. Otras razones de sus suspensiones fueron el ser disruptivo, pelear, ser irrespetuoso con los maestros y el discutir. Académicamente mi hijo estaba perdiendo casi todas sus materias.

Durante su primera sesión en la clínica, Carlos no estaba interesado, cooperaba, pero era una lucha para sacarle una gota de agua. Parecía que no confiaba en nadie. A mi hijo le diagnosticaron un trastorno de comportamiento disruptivo, abuso de cannabis (marihuana) y un problema relacional entre padres e hijos.

Mi hijo comenzó a recibit terapia individual, terapia de grupo, servicios de apoyo para la recuperación y pruebas de drogas al azar. También se le recomendó que consultara al psiquiatra para una evaluación para ver si Carlos necesitaba algún medicamento.

Los principales problemas que necesitan tratamiento son el comportamiento perjudicial y el consumo de marihuana. Los consejeros lo ayudaron a ver formas que lo ayudarían a disminuir o parar el uso de la marihuana. Lo ayudaron a identificar y utilizar nuevas herramientas y a participar en actividades sociales sin drogas y lo ayudaron a ver los beneficios de participar en estas actividades.

Carlos también comenzó a utilizar el servicio de tutoría que tenía la clínica para ayudar a sus adolescentes a mejorar sus calificaciones. A Carlos le gustó esto porque comenzó a ver resultados de inmediato. Participó en discusiones y actividades en torno a vivir una vida libre de drogas.

Aprendí cómo validar los sentimientos de mi hijo, sin importar cuáles eran, eran sus sentimientos y yo necesitaba aprender a respetar eso. El consejero me dijo que los sentimientos son sentimientos, que no son buenos ni malos. Son diferentes de los comportamientos. No tengo que aceptar o validar comportamientos negativos o poco saludables.

Con el tiempo, mi hijo pudo mejorar las calificaciones de todas las clases. Él fue capaz de identificar formas en que el consumo de marihuana y el fumar marihuana le ha afectado negativamente a él y a su trabajo escolar. Aprendió estrategias de afrontamiento (practicar deportes, llamar a un amigo para pedirle apoyo, escuchar música) para evitar que fumara marihuana o consumiera alcohol. Hizo amigos de apoyo que no lo influenciaron para usar sustancias. También comenzó a cenar conmigo en lugar de aislarse.

Después de cuatro meses, declaró que había disminuido su consumo de marihuana; había aprendido las consecuencias del uso continuo; había mejorado sus calificaciones y estaba aprendiendo cómo comunicarse mejor conmigo. Su comportamiento ha mejorado, y sus calificaciones también han mejorado.

Carlos no ha tenido más problemas de comportamiento en la escuela. Todavía me preocupa que no haya dejado de consumir la marihuana por completo. Pero como el consejero me recuerda, este camino se mide por el progreso, no por la perfección.

SUGERENCIAS INMEDIATAS PARA LAS PERSONAS QUE SE IDENTIFICAN CON ALGUNAS PARTES DE LA HISTORIA DE CARLOS

Descargo de responsabilidad: Problemas de salud mental y de adicciones no se deben enfrentar solos. Por favor busque ayuda profesional para poder alcanzar el nivel más alto de bienestar emocional posible. Estas sugerencias pueden ser usadas como apoyo a la ayuda profesional o para personas que no estén sufriendo tan seriamente como Carlos.

1. **Tutoría:** este servicio es uno de los más beneficiosos para ayudar a los jóvenes que están experimentando con alcohol, drogas y otras conductas de riesgo y que tienen dificultades académicas. A menudo los jóvenes consumen alcohol y drogas porque están aburridos. Pero muchas veces eso se traduce en "No sé estudiar y me está yendo mal en la escuela, por lo tanto, consumiré alcohol y drogas". Pero, según mi experiencia, una vez que los empoderamos académicamente, se animan, se levantan, se sienten exitosos y las conductas de riesgo tienden a disminuir rápidamente e incluso parar totalmente. Hay muchos tipos de tutoría, tutores de pares (por otros estudiantes), tutores profesionales, tutores en el hogar, tutores en línea y otros. La tutoría es ayudar a los estudiantes a mejorar sus estrategias de aprendizaje para promover la independencia y el empoderamiento. El propósito de la tutoría es ayudar a los alumnos a ayudarse a sí mismos, ayudándolos a convertirse en aprendices independientes y, por lo tanto, ya no necesitan un tutor.
2. **Involucrar a los niños en la planificación de las comidas:** una de las maneras más fáciles de garantizar que los niños quieran cenar con toda la familia es involucrarlos en todos los aspectos de la preparación de las comidas. Comience por visitar https://www.choosemyplate.gov/multilanguage-spanish para obtener toda la información que necesita. My Plate es un programa gratuito que ayudará a toda la familia a encontrar su estilo de alimentación saludable y a desarrollarlo a lo largo de su vida. Todo lo que usted come y bebe es importante. La combinación adecuada puede ayudarlo a mantenerse más saludable hoy y en el futuro. Estos son algunos consejos para involucrarlos a todos: 1) descubra las comidas favoritas de su familia y tome turnos para hacer el

plato favorito de una persona cada noche; 2) siéntense juntos y anote los ingredientes que necesitará; 3) revise los anuncios del supermercado; 4) corten los cupones juntos; 5) inviten a los niños que participen en la preparación de las comidas; y 6) arreglen la mesa juntos.

3. **Padres, busquen ayuda profesional**: o es fácil ayudar a un adolescente que está luchando contra el abuso de sustancias y / o un problema de salud mental. La salud mental de toda la familia se ve afectada cuando un miembro tiene dificultades, especialmente si ese miembro es un niño. La salud mental es muy valiosa y no debemos negarnos a nosotros mismos ni a nuestras familias el don de ser felices y poder funcionar plenamente en nuestras vidas con todo lo que queremos hacer. Para encontrar ayuda para un miembro de su familia que este padeciendo de un trastorno de abuso de sustancias o de salud mental, puede ir a esta página https://findtreatment.samhsa.gov/

Cuarto Capítulo

La solución de Estella para el Trastorno Bipolar y la Ansiedad

Me sentía deprimida todos los días, ansiosa toda la noche y no podía dormir. Me sentía muy cansada todo el tiempo.
Tenía problemas para concentrarme y lloraba mucho. Me sentí culpable por todo lo que había salido mal en mi vida y siempre me culpaba por las cosas, incluso cuando sabía que para nada era mi culpa. Tuve periodos de ansiedad, especialmente cuando me encontraba en lugares pequeños y encerrados, incluyendo el baño, el cual siempre usaba con la puerta abierta porque, de lo contrario, me sentía ansiosa. Cuando me sentía ansiosa, usaba un método diferente para lidiar con eso, lo que fuera más efectivo en ese momento. Algunas veces comía grandes cantidades de comida para consolarme y otras veces comía dulces. La desesperanza era todo lo que sentía. Los traumas físicos, sexuales y emocionales formaron parte de mi rutina diaria en un matrimonio abusivo durante un período de 10 años.
Soy una mujer de 40 años nacida en Nueva York, pero viví en Colombia la mayor parte de mi vida. Comencé a buscar ayuda debido a mi depresión y ansiedad. He sufrido de muchos episodios depresivos en el pasado, pero este último fue peor que todos los anteriores. Me había sentido muy deprimida y fatigada durante unas tres semanas. Tenía pocas ganas de hacer algo y estaba llorando mucho. Hacía tiempo que no me interesaban las actividades que antes solía disfrutar. Mi falta de

deseo e interés se había prolongado durante los últimos seis meses. Una semana antes de buscar ayuda, tuve la idea de estrellarme contra otro carro, pero no lo hice porque mi hija estaba conmigo. Este incidente fue el paso final que me empujó a buscar ayuda para mi situación. Hoy no tengo planes suicidas ni ninguna intención de hacerme daño, pero admito que a veces solía pensar que la muerte era la mejor opción.

Estoy viviendo en una casa con mi novio y mis hijos. Como escribí antes nací en Nueva York, pero me llevaron a Colombia muy pequeña. Tengo tres hermanos y juntos fuimos criados por mis padres. Durante el tiempo que pasé con mi familia siempre sentí que mi madre nunca me aceptó. Tampoco recuerdo muy bien mi infancia, pero algo que sí recuerdo es que siempre me preguntaba por qué me veía diferente a mis hermanos y, por lo tanto, por qué siempre me sentía excluida. Por otro lado, tuve una relación muy buena con mi padre cuando crecí.

A medida que pasó el tiempo las cosas cambiaron, ahora tengo una buena relación con mis dos padres, estoy feliz de que así haya sido. Tengo muy pocos amigos aquí en los Estados Unidos y una cosa que siempre me entristece es que no puedo ver mucho a mis amigos en Colombia.

Terminé la primaria y el bachillerato, después me gradué de la universidad e hice un posgrado en medicina. Tenía una licencia de práctica médica en Colombia, pero no pude practicar la medicina en los Estados Unidos debido a la dificultad de transferir las licencias médicas y / o clínicas aquí desde el extranjero. Lo más cerca que puedo llegar a practicar aquí es trabajar como asistente médico.

Por lo general soy una persona que me gusta hablar claro, directamente, 'sin pelos en la lengua'. Así que cuando me diagnosticaron, le pedí al psiquiatra que me hablara francamente. Me dijo que me han diagnosticado un trastorno bipolar II, también conocido como depresión maníaca, donde a veces me siento extremadamente feliz y otras veces muy triste. Estaba familiarizada con el diagnóstico y los síntomas.

En Colombia nunca pensé en conseguir ayuda. El estigma asociado con la enfermedad mental era demasiado difícil de soportar, así que decidí no recibir ayuda mientras estaba allí.

Las cosas aquí eran diferentes. Me sentí cómoda en el lugar que encontré. Tenían personas que hablaban español y me hicieron sentir cómoda y bienvenida. Aunque no hice una rotación psiquiátrica, estaba familiarizada con la salud mental y tuve dificultad en el papel de paciente ahora que era el cliente y no el médico.

Seguí las recomendaciones y comencé una terapia individual, un grupo de apoyo y vi al psiquiatra quien me recetó medicamentos para ayudarme a mejorar. El psiquiatra estaba familiarizado con las dificultades que podría tener al sentarme al otro lado del escritorio, pero me hizo sentir cómoda y me sentí respetada. Esto me facilitó seguir sus recomendaciones.

Aunque domino el inglés, siempre me he sentido más cómoda hablando de mis emociones en español. Por lo tanto, solicité que mi tratamiento fuera entregado en español.

Identificar las cosas que causaron que tuviera periodos de depresión y ansiedad fue una parte clave de mi tratamiento. El personal clínico me ayudó a aprender nuevas habilidades de afrontamiento saludables para lidiar con mis síntomas de depresión y ansiedad. También aprendí otras habilidades que me ayudaron mucho. Otra cosa que se le dio mucha importancia durante mi tratamiento fue aprender a establecer límites con mis hijos.

Ahora, después de seis meses, no tengo síntomas de depresión o hipomanía y pude lograr todos mis objetivos de tratamiento. Pude participar en actividades de autocuidado. Identifiqué con éxito los desencadenantes de mis sentimientos de depresión y ansiedad y adquirí y practiqué habilidades de afrontamiento saludables. También pude establecer y mantener límites con mis hijos y mi relación con ellos ha mejorado mucho. Puedo ver la recuperación y puedo ver cómo ha aumentado mi autoestima desde el inicio del tratamiento.

SUGERENCIAS INMEDIATAS PARA LAS PERSONAS QUE SE IDENTIFICAN CON ALGUNAS PARTES DE LA HISTORIA DE ESTELLA

Descargo de responsabilidad: Problemas de salud mental y de adicciones no se deben enfrentar solos. Por favor busque ayuda profesional para poder alcanzar el nivel más alto de bienestar emocional posible. Estas sugerencias pueden ser usadas como apoyo a la ayuda profesional o para personas que no estén sufriendo tan seriamente como Estella.

1. **Haga Ejercicio**–Muchos estudios confirman lo que hemos escuchado durante muchos años. El ejercicio es esencial, beneficia nuestras necesidades físicas y emocionales para tener una vida sana y activa. Pero para muchos de nosotros, especialmente si estamos sufriendo de depresión, el comenzar a hacer ejercicio es muy difícil. Estos cinco pasos sobre cómo empezar vienen de Live Science.
    a. **Primero su seguridad**–Nunca debe comenzar un programa de ejercicio antes de consultar con su médico. Si tiene una condición de salud, hable con su médico y pregúntele si debe tomar alguna precaución cuando haga ejercicio.
    b. **Disfrute**–Elija un ejercicio que le guste hacer. Esto podría ser una forma más tradicional de ejercicio, como correr o ir al gimnasio; deportes como el tenis o el fútbol; o incluso una clase de baile.
    c. **Comience gradualmente**–Comience con una actividad bastante ligera, y gradualmente aumente la duración y la intensidad del ejercicio. El objetivo es completar 30 minutos de ejercicio al día, cinco días a la semana. Estos 30 minutos se pueden hacer de una vez, o se pueden dividir en incrementos de 10 minutos.
    d. **No exagere**–Evite los ejercicios de alto impacto, que implican muchos movimientos de salto o balísticos, ya que estos pueden causar lesiones cuando se está empezando.
    e. **Establezca metas**–Establezca metas para mantenerse motivado en su ejercicio, como proponerse a correr una carrera de 5 kilómetros o mejorar su tiempo si ya lo ha hecho. También podría considerar la posibilidad de invitar a un amigo que haga ejercicio con usted para mantenerlo responsable.

2. **Establecer límites con sus hijos**–Hay varias teorías de cómo establecer límites con sus hijos. La verdad es que cada familia y cada situación es diferente. Usted debe ser honesto consigo mismo con respecto a su capacidad de hacer cumplir o mantener un límite una vez que se ha establecido. Uno de los problemas que muchos padres tienen es que establecen límites, pero cuando los limites se rompen no imponen la consecuencia. Esto enseña al niño que los límites no se aplican a ellos porque no hay consecuencias si se rompen. Por lo tanto, elija los límites que son apropiados para la edad, que son claros y que, si se rompen, usted será capaz de hacer cumplir la consecuencia. Por ejemplo, un límite popular es limitar el "tiempo de pantallas" para los niños. Así que si quieres limitar a tus hijos a dos horas al día para jugar videojuegos o juegos de computadora, debes:
    a. **Comunicar la razón del límite claramente** – Vamos a limitar el tiempo que están en frente de pantallas porque puede afectar su capacidad para dormir bien por las noches.
    b. **Comunicar las consecuencias si el límite se rompe** – Si no respetan este límite de pantallas entonces perderán los videojuegos durante dos días.
    c. **Ser capaz de vivir con uno mismo cuando impone la consecuencia.**

3. **Técnica de Respiración Profunda–El Ejercicio 4-7-8**
El ejercicio de respiración 4-7-8 es muy simple, se puede hacer en cualquier lugar, y puede hacerlo en cualquier momento. La técnica de respiración 4-7-8, defendida por el practicante y profesor de medicina integral Andrew Weill, es simple y vale la pena intentarlo. Es gratis, rápido y no requiere equipo.
Antes de comenzar, siéntese con la espalda recta y coloque la punta de la lengua en el techo de la boca justo encima de los dientes y manténgala allí durante todo el ejercicio.

- Exhale completamente por la boca, con fuerza, para que haga un sonido "whoosh".
- Cierra la boca e inhala silenciosa y suavemente por la nariz para obtener un recuento mental de **cuatro**.
- Contenga la respiración y cuente hasta **siete**.

- Exhale completamente por la boca, haciendo otro sonido 'whoosh' durante **ocho** segundos en una gran respiración.
- Inhale nuevamente y repita el ciclo tres veces para un total de cuatro respiraciones.

Recuerde: todas las respiraciones inhaladas deben ser silenciosas y por la nariz, y todas las respiraciones exhaladas deben ser fuertes y por la boca.

Quinto Capítulo

La solución de Rosa para la Obsesión y la Depresión

Mi nombre es Rosa, nací en Honduras, tengo 36 años de edad y vine a los Estados Unidos hace trece años a la edad de 23 años, junto con mi hijo que en ese entonces tenía 4 años.

Hace diez años aproximadamente, sufrí de Trastorno Obsesivo Compulsivo (TOC) y recibí terapia psicológica y el psiquiatra me receto medicamentos para ello. En esa época, me recetaron un medicamento llamado Prozac por un periodo de dos meses, pero no me gustó como me hacía sentir la medicina.

También hace cinco años, me estaba divorciando de mi esposo y tenía síntomas de depresión. Una vez más busqué ayuda psicológica debido a una recaída en mis síntomas de TOC y algunos inicios de depresión como llanto repentino, baja energía, baja autoestima y algo de ansiedad.

Los síntomas del TOC que empecé a sentir de nuevo incluyeron revisar la estufa, la alarma de la casa, y la puerta principal hasta tres veces cada vez que iba a salir de mi casa. Comencé a tener malos pensamientos que empezaron a molestarme mucho, como que "algo malo nos iba va a pasar a mi hijo o a mí".

Si intentaba evitar esos pensamientos y acciones obsesivas sentía mucha ansiedad y no podía concentrarme. Si alguna vez salía de mi casa sin revisar varias veces la puerta, la alarma o la estufa me sentía ansiosa todo el día, hasta que regresaba a la casa y volvía a revisarlo todo. También empecé a arrodillarme y a pedirle a Dios ayuda cada vez más y más.

Una semana antes de ir a buscar ayuda, estaba más deprimida que nunca. Parte de ese sentimiento vino de tener una relación íntima con mi exesposo. Me critiqué y constantemente me hice creer que yo era basura y que no valía para nada. No pude dejar de castigarme emocionalmente por lo que hice. Me estaba hasta sintiendo avergonzada de volver a la consejería después de un largo período de ausencia de esos síntomas.

Ahora mi hijo tiene 17 años y yo dirijo mi propio negocio, puedo proveer para mi familia y para mí. Cuando mis síntomas de TOC regresaron, no socializaba mucho, mi mejor amiga se mudó del estado y no tenía otras amistades en ese momento. Mi hijo y yo tomamos unas vacaciones cortas, pero no hemos hecho nada más desde entonces.

Aunque mi padre, mis tíos y mi exesposo beben mucho, nunca compartí con ellos. No me gusta el alcohol, y no me gusta estar cerca de personas que beben en exceso. Me llevo bien con mi madre que vive cerca de mí; nos hablamos a menudo. Creo que uno de mis hermanos también sufre de TOC, pero nunca ha sido diagnosticado. Él es mucho más fuerte que yo y trata muy bien su problema. Una de mis hermanas también sufre de depresión.

Soy una persona bastante sana. El único problema médico que he tenido fue una caída cuando era niña. Me golpeé la cabeza y hasta el día de hoy sufro de dolores de cabeza con los cambios de estaciones del año.

Busqué ayuda porque sentía ansiedad, y miedos infundados. Encontré una clínica psicológica que ofrece ayuda en español. Todos en la clínica fueron amables y me hicieron sentir a gusto. Soy una persona amistosa naturalmente y me sentí muy cómoda contando mi historia, después de todo, estaba allí para recibir ayuda.

Cuando todas las preguntas de la entrevista se acabaron, el personal confirmó lo que había compartido anteriormente, que yo demostraba síntomas que cumplen con el diagnóstico de trastorno obsesivo-compulsivo y trastorno depresivo. Me asignaron un terapista para recibir terapia individual y un psiquiatra para evaluar medicamentos que también podían ayudarme a mejorar.

Me alegré mucho de haber encontrado esta agencia y de que supieran cómo ayudarme. En Honduras, hay algunos lugares que brindan ayuda; pero solo si tienes la suerte de vivir en algunas de las ciudades que los ofrecen.

Para ayudarme a superar los síntomas del trastorno obsesivo-compulsivo comencé lentamente. Empecé a revisar la estufa y la puerta principal de mi casa solo antes de irme. Escribía exactamente lo que hacía para poder compartirlo con mi consejero. Poco a poco comencé a sentir un aumento en mi sentido de autocontrol y sentimientos. Aprendí cómo mantener un diario de preocupaciones y usar la información para identificar fuentes de ansiedad, normalizar sentimientos y cuestionar pensamientos distorsionados. Esta actividad me ayudó mucho a identificar las áreas donde necesitaba mejorar.

Aprendí la aceptación, lo cual fue bastante difícil para mí, pero al final lo hice. Aprendí nuevas habilidades para manejar mi ansiedad. A través de ejercicios experimentales y practicar nuevas habilidades. Me dieron la oportunidad de usar técnicas de relajación como la respiración. También aprendí cómo desarrollar 'pensamientos contrarios positivos; que es cuando piensas negativamente sobre tu salud, puedes contrarrestarlo creando un pensamiento positivo sobre tu buena salud.

Ahora, después de cinco meses, me siento muy bien, excelente. He podido disminuir mis comportamientos obsesivos, y algunos días ya ni siquiera tengo que revisar el candado de la puerta. Pude cumplir todos mis objetivos personales, y continúo trabajando y cuidando a mi familia. Pude dejar la relación con mi exesposo porque no era saludable. He construido una comunidad de apoyo a mi alrededor y estoy concentrada en mis metas futuras. Me siento segura con mis habilidades y espero un futuro más saludable

SUGERENCIAS INMEDIATAS PARA LAS PERSONAS QUE SE IDENTIFICAN CON ALGUNAS PARTES DE LA HISTORIA DE ROSA

Descargo de responsabilidad: Problemas de salud mental y de adicciones no se deben enfrentar solos. Por favor busque ayuda profesional para poder alcanzar el nivel más alto de bienestar emocional posible. Estas sugerencias pueden ser usadas como apoyo a la ayuda profesional o para personas que no estén sufriendo tan seriamente como Rosa.

1. **Mantenga un 'Diario de Preocupaciones'**–esta técnica es ampliamente utilizada por personas con y sin problemas de salud mental. El escribir sus preocupaciones tiene mucho poder. Desbloquea el miedo que asociamos con ellas y nos permite aclararlas y desarrollar un plan para desactivarlas.
    a. **Elija su tipo de diario.** La pluma y el papel o los métodos electrónicos funcional igualmente. La clave es utilizar cualquiera que escoja.
    b. **Anote los problemas y / o comportamientos que causan la preocupación.** Esto podría ser cosas como preocuparse por llegar tarde o siempre estar atrasado, la condición de salud de un miembro de la familia, el miedo a que algo malo suceda. En el caso de Rosa, podemos usar la acción repetida de comprobar la cerradura. Así que escribirías: "Compruebo la cerradura tres veces antes de salir de la casa".
    c. **Aclarar la preocupación.** Una vez que lo identifiques, debes aclararlo. Por ejemplo, ¿es el temor de Rosa que la cerradura no funcione y por lo tanto alguien pueda entrar? En su diario, escribiría exactamente eso: "Me temo que la cerradura no funcionará y alguien puede entrar en mi hogar".
    d. **Disminuye la preocupación.** Esto es más fácil decirlo que hacerlo y puede tomar más de un intento, así que no te preocupes. Aquí usted escribiría las maneras que usted se pueda sentir cómodo que la cerradura trabaje la primera vez que la cerró. Por ejemplo, "acabo de comprar esta cerradura y es una de las más fuertes del mercado", "después de cerrar la puerta giro la manivela y no se abre", y "mi amigo también trató de abrir la puerta después de bloquear Y ella no podía entrar ".

2. **Relajación muscular**–Hay varias técnicas para la relajación muscular que pueden ayudar a librar la ansiedad y aliviar la depresión. La relajación muscular enseña cómo relajar sus músculos a través de un proceso de dos pasos. Primero, tensas sistemáticamente los grupos musculares de tu cuerpo, como el cuello y los hombros. A continuación, libera la tensión y nota cómo se sienten los músculos cuando se relajan. Este ejercicio le ayudará a disminuir su tensión general y niveles de estrés, y le ayudará a relajarse cuando se sienta ansioso. También puede ayudar a reducir los problemas físicos como dolores de estómago y dolores de cabeza, así como mejorar su sueño.

Sexto Capítulo

La solución de Ofelia para los Trastornos de Ansiedad y el Estado de Ánimo

Siempre he sido una persona nerviosa. Mi ansiedad empeoró y aumentó hace dos años, después de que mi tía y mi tío fallecieron. Comencé a tener más estrés, diferentes problemas físicos, irregularidades menstruales, dolores de cabeza y mareos. Fui a diferentes médicos y me aseguraron que solo era estrés debido a la muerte de mis tios

Soy una mujer de 28 años de Oaxaca, México y sufro de ansiedad desde que tenía 13 años. La primera vez que me diagnosticaron oficialmente fue cuando tenía 16 años. A la edad de 13 años, me diagnosticaron arritmia, pero no se necesitaba tratamiento y los médicos no me recomendaron ninguno. Una semana antes de buscar ayuda, tuve mi primer ataque de pánico y me llevaron al hospital. Sentí palpitaciones, miedo, mareos, presión en mis oídos, rigidez en mi cuello y miedo a respirar. Tenía miedo de morir y también temía que algo malo me sucediera.

Otro factor que me obligó a obtener ayuda fue un segmento de noticias de salud sobre el corazón, me sentí muy asustada y tuve un ataque de pánico en ese momento. Fue tan grave que terminé en la sala de emergencias, me revisaron de arriba a abajo, me hicieron un electrocardiograma y otros estudios y todos los resultados salieron 'normal'. Me diagnosticaron latidos cardíacos rápidos, palpitaciones y una infección del tracto urinario en ese momento.

Durante mis estudios en el hospital, fui referida a un psiquiatra. Me sentí ansiosa desde que fui al hospital, preocupada por mi salud y algo por lo que me estaba pasando, sintiendo náuseas, diarrea, temblores, presión en la cabeza y falta de aire. Tenía insomnio, en ese momento dormía unas seis horas y me levantaba cada dos horas. Las noticias de televisión, en general, me provocaban más ansiedad y admito que me preocupo por todo, y así ha sido durante los últimos dos años. Me preocupa que les pasen cosas malas a mis hijos.

Tuve que dejar mi trabajo porque me sentía muy estresada y no tenía control sobre las cosas que pasaban ahí. Hace dos años, terminé una relación donde había estado engañando a mi esposo con otro hombre. Esta relación duró ocho meses y me sentí muy culpable por ello. Nunca he tenido una idea homicida o suicida, pero yo misma me he golpeado dos veces, con fuerza, por frustración. Pero entonces, ¿no es la naturaleza humana que cuando no puedes hacer nada para cambiar o afectar algo que te importa, la única forma es lastimarte a ti mismo? Al igual que las personas que hacen huelgas de hambre, solo les duele, pero lo hacen porque creen que es lo único que pueden controlar.

Nací en México y fui criada por mis padres con mi hermana menor. Mi padre era muy controlador y celoso de mi madre, no demostró ningún afecto a mi hermana ni a mí, y le tenía miedo por ser abusivo verbalmente. Mis padres discutían mucho. Papá fue emocionalmente abusivo hacia mi mamá y hacia a mí. Mi madre se fue a los Estados Unidos cuando tenía 18 años y me rompió el corazón y yo sufrí mucho con esa separación. Me mudé con un novio, pero me separé dos años después.

Los días después de ir a la sala de emergencias, fue muy difícil funcionar, y me sentía desesperada e indefensa. Me sentí deprimida. Mi apetito disminuyó y sentí falta de energía y motivación.

Sufrí depresión posparto después de que nació mi hijo. Cuando yo era una adolescente, yo tenía problemas de ira (enojo) debido a que tenía que ocultar mis emociones delante de mis padres. También tuve problemas para dormir, fui al médico una vez y me recetaron raíz de valeriana para que me ayudara a dormir, lo que me ayudó un poco.

He tenido períodos de estado de ánimo elevado, aumento de energía, pensamientos acelerados, disminución de la necesidad de dormir que a menudo duraría días, cambios de humor en los últimos dos años, incluidas decisiones impulsivas.

A los 20 años de edad vine a los Estados Unidos. Tres meses después de llegar a los Estados Unidos, empecé una relación con el padre de mis hijos y todavía estamos juntos. Mi esposo no sabe sobre la relación que tuve hace dos años.

Estaba muy ansiosa cuando fui a pedir ayuda. Fui honesta y no me contuve. Realmente quería ayuda, y pensé que, si no les digo lo que me está molestando, entonces le estoy haciendo perder el tiempo a todos.

Me dijeron que sufría de ansiedad y que ellos si podían ayudarme, que no estaba sola y que me encontraría con otras personas que habían superado mis problemas y que se habían mejorado.

Recibí terapia individual, terapia de grupo y servicios de apoyo de recuperación por personas maravillosas. También vi al médico psiquiatra para que me ayudara a recuperarme.

Desde el principio, mi consejero quería que me concentrara en mi ansiedad, el miedo a tener ataques de pánico y mi falta de motivación para hacer ejercicio. Ella me ayudó a identificar las razones por las que me sentía ansiosa y me enseñó nuevas habilidades para manejar mi ansiedad. Las habilidades para hacer frente a la ansiedad fue algo que me ayudó mucho más de lo que inicialmente esperaba. También pude identificar las barreras que interfieren con la búsqueda de empleo.

Identifiqué valores personales, talentos, activos y cualidades para inculcar confianza en sí mismos y motivación. Pude identificar y superar los desencadenantes de los síntomas de ansiedad como palpaciones. Adquirí habilidades de relajación y habilidades de motivación que me ayudaron mucho.

Puedo ver cuánto he mejorado; Ha habido una reducción significativa en mi ansiedad. Salir sola ya no es un problema. No tengo miedo ni ansiedad. He aprendido la habilidad de manejar mi ansiedad. Pude conseguir un trabajo no hace mucho, pero actualmente estoy buscando uno mejor. Me siento independiente y capaz de controlarme a mí misma y a mi ansiedad. Voy al gimnasio y al supermercado sola sin ninguna preocupación.

SUGERENCIAS INMEDIATAS PARA LAS PERSONAS QUE SE IDENTIFICAN CON ALGUNAS PARTES DE LA HISTORIA DE OFELIA

Descargo de responsabilidad: Problemas de salud mental y de adicciones no se deben enfrentar solos. Por favor busque ayuda profesional para poder alcanzar el nivel más alto de bienestar emocional posible. Estas sugerencias pueden ser usadas como apoyo a la ayuda profesional o para personas que no estén sufriendo tan seriamente como Ofelia.

1. **Técnica auto relajante–Distracción.** La distracción es una técnica muy eficaz para cambiar su estado de ánimo. La distracción interrumpe su estado de ánimo negativo al participar en algo que le distrae de lo que le ha molestado. Es así de simple. La forma en que funciona es que cuando se dé cuenta de que está molesto y es incapaz de procesar ese malestar rápidamente y volver a la paz es cuando debe promulgar esta técnica. Cada persona es diferente y las siguientes sugerencias no son para todos pero ojalá que usted pueda ver por lo menos una que le guste–o de pronto ya usted tiene una mente. Aquí hay unos ejemplos:
    a. Ver una película o un programa de televisión
    b. Leer un libro
    c. Bailar
    d. Escuchar música
    e. Hacer ejercicio
    f. Limpiar su casa
    g. Organizar una habitación en su casa
    h. Navegar el internet
    i. Escribir
    j. Cantar
    k. (Inserte su propia actividad aquí)

Sea cual sea la actividad que elija, debe ser una que le guste y que pueda hacer por unos 30 minutos.

2. **Afirmaciones positivas**–Las afirmaciones son mensajes positivos que nos damos para cambiar la forma en que pensamos o nos sentimos acerca de nosotros mismos o de nuestro comportamiento. Una vez que reconoce un área de su vida que le gustaría cambiar una afirmación puede ayudarlo a tener éxito. Es muy simple. Por

ejemplo, si quiero aumentar mi autoestima puedo decir "soy una persona inteligente, cariñosa, que contribuye". Al repetir esta frase estoy construyendo la confianza que necesito para comportarme de la manera en que siento que debo comportarme, en este ejemplo, me quiero sentir seguro de mí mismo.

Al practicar las afirmaciones, elija una o dos en las que se pueda enfocar por varias semanas. Diga la afirmación en voz alta con una voz confiada varias veces al día y antes de irse a la cama. (Sugerencia extra: Diga su afirmación en voz alta mientras está de pie delante de un espejo)

3. **Haga Ejercicio**–Muchos estudios confirman lo que hemos escuchado durante muchos años. El ejercicio es esencial, beneficia nuestras necesidades físicas y emocionales para tener una vida sana y activa. Pero para muchos de nosotros, especialmente si estamos sufriendo de depresión, el comenzar a hacer ejercicio es muy difícil. Estos cinco pasos sobre cómo empezar vienen de Live Science.
    a. **Primero su seguridad**–Nunca debe comenzar un programa de ejercicio antes de consultar con su médico. Si tiene una condición de salud, hable con su médico y pregúntele si debe tomar alguna precaución cuando haga ejercicio.
    b. **Disfrute**–Elija un ejercicio que le guste hacer. Esto podría ser una forma más tradicional de ejercicio, como correr o ir al gimnasio; deportes como el tenis o el fútbol; o incluso una clase de baile.
    c. **Comience gradualmente**–Comience con una actividad bastante ligera, y gradualmente aumente la duración y la intensidad del ejercicio. El objetivo es completar 30 minutos de ejercicio al día, cinco días a la semana. Estos 30 minutos se pueden hacer de una vez, o se pueden dividir en incrementos de 10 minutos.
    d. **No exagere**–Evite los ejercicios de alto impacto, que implican muchos movimientos de salto o balísticos, ya que estos pueden causar lesiones cuando se está empezando.
    e. **Establezca metas**–Establezca metas para mantenerse motivado en su ejercicio, como proponerse a correr una carrera de 5 kilómetros o mejorar su tiempo si ya lo ha hecho. También podría considerar la posibilidad de invitar a un amigo que haga ejercicio con usted para mantenerlo responsable.

Séptimo Capítulo

La solución de Johnny para el Trastorno del Uso de Sustancias y el Trastorno Desafiante Oposicionista

Nuestro hijo llevaba 3 años de uso diario de marihuana y alcohol. A Johnny lo han suspendido de la escuela, miente constantemente y ha estado involucrado con pandillas y en posesión de armas de fuego. Una vez le dispararon en la pierna, dijo que fue un accidente, pero no nos convenció. Nuestro hijo era oposicionista y desafiante con figuras de autoridad en el hogar y en la escuela.

Antes de consumir alcohol y drogas, nuestro hijo era muy activo y le encantaba jugar al fútbol, pero poco después de que comenzó el abuso de las drogas, dejó esas actividades, y ni siquiera juega fútbol.

Johnny, nuestro hijo, tiene 15 años y lo llevamos a asesoramiento debido a su consumo de alcohol y marihuana. También está mostrando algunos síntomas de depresión. Johnny nació en los Estados Unidos, en Atlanta, Georgia, pero nosotros somos de México y nos sentimos muy orgullosos de nuestras raíces y nuestra herencia Hispana. Johnny fue hospitalizado la semana pasada debido a un intento de suicidio mientras estaba bebiendo y consumiendo drogas. Al principio, nos dijo que se había cortado en una ventana, pero nosotros notamos que eso no fue lo que había sucedido. Cuando él bebe alcohol, Johnny se vuelve muy agresivo hacia nosotros, hacia su hermano y hacia él mismo. Nuestro hijo había sido arrestado por fumar marihuana y haber faltado a la escuela en el pasado. También ha sido suspendido por faltar a la escuela y por pelear, a pesar de todo esto, sus calificaciones generalmente promedian alrededor de una "C".

No ha habido antecedentes de ningún tipo de enfermedad mental en nuestra familia, pero existe un sólido historial de abuso de sustancias.

Nuestro hijo ya no nos abre mucho su corazón, pero ocasionalmente comparte algunas cosas cuando está muy preocupado. Una vez nos dijo que se sentía triste y deprimido en el pasado y que antes había pensado en el suicidio. Nos dijo que no tenía ninguna idea suicida u homicida en este momento, después del hospital. Cuando llegamos en busca de ayuda, los asesores le pidieron a Johnny que firmara un plan de seguridad que habían desarrollado, y él lo hizo.

Johnny parecía estar dispuesto a cooperar con los consejeros y muy probablemente estaría de acuerdo con el tratamiento. Esto nos hizo muy felices. Johnny estaba defensivo, pero cooperativo, y nos explicaron que eso se esperaba de las personas durante esta etapa. Johnny demostró síntomas que cumplen con el diagnóstico de abuso de alcohol, abuso de cannabis y trastorno de oposición desafiante.

A Johnny le asignaron un consejero especializado en adolescentes, un grupo de abuso de sustancias y recomendación de participar en actividades sociales y de apoyo en la clínica con otros jóvenes con retos. A nosotros nos invitaron a participar en el programa para las familias.

El plan era que Johnny participara en suficientes actividades para que el aprendiera nuevas habilidades y nuevas cosas que hacer para que no deseara beber alcohol y usar marihuana. Que aprendiera cómo procesar las cosas que le gustaba hacer contra el uso de drogas y las consecuencias de consumirlas.

Nos dieron una lista de lugares para poder conectar a Johnny con las actividades y organizaciones del vecindario. También se le proporcionó tutoría a Johnny. Se creó un ambiente para facilitar la discusión y las actividades para poder vivir una vida libre de drogas. Comenzamos a asistir a la consejería familiar para procesar con la familia los eventos en la vida de Johnny para ayudarnos a brindarle apoyo y brindarle la oportunidad de recuperar la confianza.

Se establecieron metas pequeñas pero importantes y alcanzables para nuestro hijo, incluían el disminuir o dejar de consumir alcohol y marihuana al ritmo que fuera fácil para él, mejorar las calificaciones a un promedio de B, identificar tres formas en que el consumo de alcohol y el consumo de marihuana lo han afectado negativamente a él y a su trabajo escolar, aprender tres estrategias de afrontamiento (practicar deportes, llamar a un amigo para pedirle apoyo, escuchar música) para evitar que fume marihuana o consumir alcohol e intentar hacer al menos dos amigos que no lo influencian para consumir sustancias.

Parte de la forma en que la familia participo en la recuperación de Johnny fue cenando juntos todas las noches en lugar de aislarse. Para aumentar su capacidad de comunicar sus sentimientos, se le pidió a Johnny que expresara al menos una de sus emociones a su madre tres veces a la semana.

Johnny trabajó en la identificación de dos a cuatro pensamientos que desencadenan su tristeza y que conduce a pensamientos suicidas y que los escriba para discutir con su terapeuta y que comenzie a practicar las habilidades de afrontamiento y las habilidades de rechazo que estaba aprendiendo para que sea más fácil evitar las situaciones con alcohol. o las drogas.

Después del tratamiento, Johnny todavía está teniendo dificultad en la escuela, pero ha mejorado de una manera moderada y ha comenzado a usar algunas nuevas habilidades de estudio. El planea continuar con los servicios de tutoría. Ya no se siente con ganas de suicidarte. Nuestro hijo no ha tenido ningún incidente con el consumo de alcohol o drogas y no ha hecho ninguna declaración suicida. Él todavía tiene problemas para controlar sus emociones, pero entendemos que este es un proceso y todos debemos continuar siendo pacientes.

SUGERENCIAS INMEDIATAS PARA LAS PERSONAS QUE SE IDENTIFICAN CON ALGUNAS PARTES DE LA HISTORIA DE JOHNNY

Descargo de responsabilidad: Problemas de salud mental y de adicciones no se deben enfrentar solos. Por favor busque ayuda profesional para poder alcanzar el nivel más alto de bienestar emocional posible. Estas sugerencias pueden ser usadas como apoyo a la ayuda profesional o para personas que no estén sufriendo tan seriamente como Johnny.

1. **Padres-Busque Ayuda Profesional**: No es fácil ayudar a un adolescente que está teniendo problemas con el abuso de sustancias y / o problemas de salud mental. La salud mental de toda la familia se ve afectada cuando un miembro está teniendo dificultades, especialmente si ese miembro es menor de edad. La salud mental es muy valiosa y no debemos negar ni a nosotros mismos ni a nuestras familias la habilidad de ser felices y poder funcionar totalmente en nuestras vidas con todo lo que queremos hacer. Para encontrar ayuda, por favor visite la página https://findtreatment.samhsa.gov/

2. **Tutoría**-Este servicio es uno de los servicios más beneficiosos para ayudar a los jóvenes que están teniendo problemas con el alcohol, la drogas u otros comportamientos peligrosos y que también están teniendo retos académicos. A menudo los jóvenes consumen alcohol y drogas porque están aburridos. Pero muchas veces eso se traduce de una manera que nos da a entender lo opuesto, que el joven comienza a usar drogas porque le va mal en la escuela. Pero en mi experiencia, una vez que los damos el poder académico a los jóvenes, su autoestima se eleva y las conductas arriesgadas tienden a disminuir rápidamente e incluso a parar del todo. Hay muchos tipos de tutoría, tutores de pares (por medio de otros estudiantes), tutores profesionales, tutores en el hogar, tutores en línea, y otros. La tutoría es el ayudar a los estudiantes a mejorar sus estrategias de aprendizaje a fin de promover la independencia y el empoderamiento. El propósito de la tutoría es ayudar a los estudiantes a ayudarse a sí mismos, ayudándolos a convertirse en aprendices independientes y llegar al punto cuando ya no necesitan un tutor.

3. **Visualización**–Esta es una de las técnicas de terapia cognitivo-conductual que a menudo es utilizada por los profesionales de salud mental. La visualización es simplemente ensayar en su mente donde se quiere ver usted mismo, y por lo general se practica como por cinco minutos cada día. Sólo repite las imágenes una y otra vez. Con la visualización usted utiliza su mente y su imaginación para crear imágenes donde se ve haber alcanzado su meta. Por ejemplo, Johnny visualizaría obtener un grado de 'B' en su examen; o volver a jugar al fútbol en su equipo; o el no usar alcohol y drogas. Cuando usted visualice, siempre desea visualizar el hecho de que usted ya ha alcanzado su meta y ya tiene lo que quiere.

Octavo Capítulo

La solución de Alana para la Depresión y el Trastorno de Estrés Postraumático

Me sentía deprimida desde principios de este año. Mi vida con la depresión comenzó hace ocho años cuando me puse tan mala que incluso pensé en el suicidio. En ese entonces, me diagnosticaron con un trastorno de depresión posparto cuando di a luz a mi hija.

Soy una mujer de 44 años y vengo de Acapulco, México. Primero decidí buscar ayuda en parte debido a que me sentía muy culpable por haber permanecido en una relación doméstica violenta con mi esposo. Por un tiempo fui víctima de violencia doméstica, incluyendo una vez el abuso físico, y, repetidamente, el abuso verbal y emocional por parte de mi esposo. Hemos estado juntos por los últimos 19 años y casados por 16 de esos años. El abuso comenzó hace 16 años, justo después de nuestro matrimonio, cuando le dije que estaba embarazada de su hijo. Me pidió que abortara, pero yo no tenía ningún plan de hacer algo como eso. Decidí dejar a mi marido hace unos años, pero él desarrolló una afección cardíaca y, por lo tanto, decidí quedarme con él, no es fácil romper los lazos desarrollados durante 16 años. Pensé que cambiaría, pero no lo hizo, yo estaba equivocada. He decidido que es el momento de divorciarse, pero no sé cómo hacerlo. Rara vez tengo contacto con mi esposo, aunque estamos viviendo en la misma casa, nos alojamos en habitaciones separadas.

La solución de Alana

Cuando anuncié mi decisión de dejarlo, él decidió devolverme el golpe diciéndole a nuestros hijos que yo lo estaba abandonando, y que yo le he sido infiel, lo cual es una mentira total, ¿cómo puede alguien mentir así? ¿O hacer tales acusaciones sin ninguna prueba? Yo estaba muy triste por la situación y la forma en que él hablaba de mí con nuestros hijos. Él también ha sido emocionalmente abusivo con nuestros hijos.

La mayor parte del tiempo duermo sin ningún problema. El sentimiento de culpa por no dejar a mi esposo cuando mis hijos eran pequeños es peor de lo que nadie pueda imaginar. Los sentimientos de desesperanza y falta de valor formaban parte de mi rutina.

Con el transcurso del tiempo mi apetito ha disminuido, lo que creo que también causó falta de motivación, energía y concentración. Poco después de perder mi apetito comencé a perder el interés por hacer cosas que generalmente me daban placer. Nuestros hijos entienden la situación mucho mejor de que la gente piensa y me apoyan en el divorcio; me dicen que uno de ellos puede quedarse para ayudar a su padre con sus problemas médicos si yo decido marcharme.

El estar ansiosa y preocupada por sus hijos es parte del trabajo de una madre, y yo no soy diferente, me preocupa bastante que mi hijo tenga problemas, sospecho que probablemente esté fumando marihuana y bebiendo alcohol. Estoy tan preocupada y ansiosa que temo que voy a tener un ataque de pánico, eso es algo que nunca me ha ocurrido y espero que nunca suceda en el futuro. Yo tenía miedo de que mi esposo me hiciera algo, aunque nunca me amenazó. En la casa siempre había un estado de miedo y ansiedad constante.

Soy una persona bastante sana, y no he tenido ningún problema médico, nunca he hecho nada para terminar en un hospital, no tomo ningún medicamento, no bebo, no uso drogas y ni siquiera fumo. Pero si han habido casos de abuso de sustancias en mi familia.

En el pasado, pude realizar trabajos de baja categoría, pero nada constante. Actualmente estoy estudiando para completar mis requisitos para obtener un diploma de equivalencia de escuela secundaria o un diploma de Desarrollo Educativo General (GED por sus siglas en inglés).

Cuando fui admitida para el programa de consejería, fui totalmente honesta con el personal y estaba algo emocionada pero también temerosa de lo que vendría después.

Me dijeron que tenía trastorno por estrés postraumático (TEPT) y que también estaba sufriendo de depresión. Me asignaron un consejero para comenzar a recibir terapia individual y comencé a ver a un psiquiatra para que pudiera recetarme medicamentos para que me ayudaran a sentirme mejor.

Me siento afortunada de haber recibido ayuda de personas tan excelentes. Me brindaron mucha información sobre la violencia doméstica, cómo mejorar mi autoestima, asertividad y sobre la codependencia en un ambiente grupal. Me educaron sobre el ciclo de violencia doméstica y cómo romper ese ciclo. Recibí capacitación y me ayudaron a desarrollar un plan de seguridad contra la violencia doméstica.

Mis habilidades interpersonales mejoraron bastante, incluso más de lo que yo podría haber hecho por mi cuenta. Durante el tiempo que estuve en asesoramiento, me ayudaron a identificar sentimientos, pensamientos y eventos que pueden contribuir a una comunicación poco saludable con mis hijos. Pero también me mostraron qué hacer para mejorar la comunicación con mis hijos. También mejoré las interacciones de calidad con mis hijos.

Pude identificar comportamientos en mi familia que eran dañinos y aprendí cómo corregirlos. También me ayudaron a prepararme de manera física, económica y emocionalmente para solicitar el divorcio.

Me dieron el alta con la confianza de que he aprendido mucho sobre la violencia doméstica y sobre las estrategias de seguridad que necesito. Ahora me siento lo suficientemente fuerte mental, física y espiritualmente y también he presentado una solicitud de divorcio. Aprendí nuevas habilidades interpersonales para cuidar mis emociones y aprendí nuevas estrategias y la calidad de mis interacciones con mis hijos ha mejorado dramáticamente. Casi he terminado mi preparación para tomar el examen GED, y lo tomaré pronto.

SUGERENCIAS INMEDIATAS PARA LAS PERSONAS QUE SE IDENTIFICAN CON ALGUNAS PARTES DE LA HISTORIA DE ALANA

Descargo de responsabilidad: Problemas de salud mental y de adicciones no se deben enfrentar solos. Por favor busque ayuda profesional para poder alcanzar el nivel más alto de bienestar emocional posible. Estas sugerencias pueden ser usadas como apoyo a la ayuda profesional o para personas que no estén sufriendo tan seriamente como Alana.

<u>La violencia doméstica, o la violencia de pareja,</u> *es una ocurrencia hecha a propósito o un patrón de comportamiento abusivo que emplea coacción, amenaza, intimidación, aislamiento, poder o miedo que resulta en trauma físico, psicológico o emocional. La violencia familiar nunca es aceptable*

1. **ENFOQUE DE EMPODERAMIENTO**-La teoría de empoderamiento sustenta los servicios proporcionados por muchas clínicas, lugares de refugios y organizaciones sin fines de lucro. Este enfoque se basa en la creencia de que las víctimas de la violencia doméstica deben tener acceso a información, educación y otro apoyo social y económico necesario para tomar decisiones informadas que reflejen mejor sus intereses y necesidades. En lugar de intentar de eliminar la violencia, la cual no está controlada por las víctimas, el enfoque de empoderamiento utiliza la difusión del conocimiento, la capacitación y el asesoramiento para crear un conjunto de servicios que las víctimas controlan, como la asistencia posterior a la victimización y la minimización del riesgo. En el caso de Alana, Alana estaba recibiendo herramientas para capacitarla en cómo se comunica, cómo actúa y cómo funciona de una maneja que la empodera y la ayuda a alcanzar sus metas. Al completar su GED Alana va a estar mejor capacitada para poder solicitar y obtener mejores oportunidades de trabajo. Línea directa de violencia familiar 1-800-799-7233; http://espanol.thehotline.org/
2. **Uso de las declaraciones que comienzan con "Yo"**–Con el fin de minimizar la culpabilidad y mejorar la forma en que podemos comunicar nuestros sentimientos con claridad, los terapeutas suelen recomendar el uso de declaraciones "yo". Por lo general, una declaración "yo" es seguida por "cuando tú (o te) ...". De esta manera podemos asegurarnos de que nos estamos concentrando en el tema,

el comportamiento, y no en la persona. Por ejemplo, "**Yo** me siento herido cuando **te** olvidaste de nuestro compromiso para ir a un cine porque eso da la impresión de que no te importa nuestra relación". Las afirmaciones 'yo' son asertivas y no agresivas. Usted puede crear sus propias declaraciones de "Yo" escribiendo primero cómo habría dicho algo y luego cambiándolo en una declaración de "Yo ... cuando tú ...". En nuestro ejemplo anterior, la declaración inicial podría haber sido "Tú eres un idiota, me enojaste mucho porque se te olvidó nuestro compromiso para ir a un cine." Aquí el enfoque está en la persona, " Tú eres un idiota...". Mientras que cuando dices "me siento herido(a) cuando te olvidaste de nuestra cita porque eso da la impresión de que no te importa nuestra relación", el enfoque es en el sentimiento (dolor) y la acción (olvidó nuestra fecha) y no la persona.

Noveno Capítulo

La solución de Laura para la Depresión y la Ansiedad

He tenido una vida llena de trauma. Mi tío me violó cuando yo tenía siete años y mi primo me violó repetidamente entre las edades de 8 y 14 años. Estuve involucrada en un matrimonio abusivo de manera física, emocional y verbal durante nueve años hasta que terminó. Mi marido actual tampoco es ningún príncipe encantador. Él es celoso y controlador. Él mintió cuando estábamos saliendo. Más tarde descubrí que estaba casado y tenía hijos en su país, pero incluso después de que descubrí eso, decidí quedarme con él.

Me llamo Laura, una mujer de 35 años de la Ciudad de México, México. Mi historia es sobre cómo se puede superar la depresión. A menudo me deprimía y no sabía qué hacer. Estaba teniendo problemas para dormir y no estaba comiendo mucho, simplemente no tenía hambre. Tal vez todo esto estaba sucediendo porque estaba pasando por una separación con mi esposo y había sido muy estresante para mí. Durante este tiempo comencé a tener muy poca energía y comencé a faltar días de trabajo. Me irritaba fácilmente y me sentía ansiosa por todo casi todos los días. He tenido ataques de pánico en el pasado. Una vez, me puse agresiva con mi esposo y le lancé una silla, pero esa fue la única vez que me puse agresiva.

Me traumé de nuevo cuando descubrí que mi sobrino abusó de mi hija durante varios años. ¿Cómo pude haber estado tan ciega? Sentí mucha culpa por el abuso sexual de mi hija. Desearía haber podido salvar a mi hija y haber podido protegerla de lo que le ha sucedido.

Admito que he tenido pensamientos de suicidio en el pasado y de querer morir. A veces conduzco descuidadamente cuando estoy manejando sola. Pero no importa cuán mala sea mi vida, nunca llevé estos pensamientos al nivel de hacer planes ni intenté hacerme daño a mí ni a ninguna otra persona.

Nací en una familia grande, numerosa; soy la quinta de ocho hijos. Tuve una relación muy íntima con mi padre, que era un sobreprotector y muy cariñoso, pero nunca pude tener una relación cercana y amorosa con mi madre. Mi madre era muy estricta y a menudo me golpeaba.

Vivo con mis tres hijos, una hija de 17 años, una hija de 11 años y un hijo de un año. Mi relación con mi hija mayor no es muy buena. Mi hija mayor es rebelde, más de lo que se pueden imaginar, y discutimos y peleamos todo el tiempo. Aparte de eso, tengo una buena relación con mis otros hijos.

Me casé por primera vez a los 17 años con un hombre que fue abusivo física, verbal y sexualmente. Emigré a los Estados Unidos a la edad de 25 años, ahorré dinero durante dos años y pude traer a mis hijos para que se estuviéramos juntos. Me divorcié de mi primer esposo a la edad de 28 años, y 3 meses después, me involucré en mi segunda relación. Me casé con mi segundo esposo hace 8 meses.

Disfruto de una buena vida social con tres buenos amigos que me apoyan mucho. Me gusta leer, salir con mis hijos y hacer compras. Terminé el sexto grado de la escuela, pero no continué con mis estudios. Trabajo como niñera, camarera en un club nocturno y, actualmente, limpio casas.

Siempre he sido una persona respetuosa de la ley y el único problema médico que tuve, si recuerdo bien, fue una conmoción cerebral cuando mi primer esposo me golpeó. Recientemente, me dijeron que tengo algún problema con mis riñones.

He sufrido de la depresión y de tristeza, de ser infeliz. Y finalmente estoy buscando ayuda. En México, los únicos lugares de los que he oído hablar de ayuda para la salud mental fueron los grandes hospitales psiquiátricos, pero eso solía asustarme, por lo que nunca fui a ese lugar.

Me alegré mucho cuando decidí recibir ayuda. Normalmente no quiero admitir que tengo problemas y los ignoro o los hago parecer como que no son serios o importantes. Esto llevó a mi retraso en obtener ayuda durante muchos años. Siempre digo "no es tan malo" o "será mejor mañana". Pero luego estuve aquí y les conté mi historia a los profesionales con la esperanza de que pudieran ayudar a vivir una mejor vida, a mejorar mi relación con mis hijos y sentirme mejor conmigo misma.

Me dijeron que estaba sufriendo de depresión y ansiedad y que no estaba sola. Eso me hizo sentir un poco mejor. Comencé a ver a un maravilloso consejero durante sesiones individuales, a otra consejera durante un grupo con otras mujeres con problemas similares y al médico psiquiatra que me recetó medicamentos para la depresión y la ansiedad.

Mi asesoramiento también incluyó el aprender a usar nuevas herramientas para ayudarme a ser una mejor madre. Yo necesitaba identificar entre dos y tres estrategias que utilicé para criar a mis hijos para que pudiéramos trabajar en ellas para mejorarlas o mejorar cómo funcionaban. Me enseñaron habilidades para ser una mejor madre, como alentar a mis hijos, establecer límites, instalar consecuencias lógicas y comprender las necesidades de mis hijos.

También identifiqué los desencadenantes de mi enojo y exploré nuevas formas de reaccionar al enojo de una manera diferente a como lo hacía en el pasado. Aprendí muchas habilidades nuevas como la tolerancia y cómo comunicarme mejor. Aprendí ejercicios de relajación como la respiración profunda y la relajación muscular. Nunca me imaginé que los resultados fueran más efectivos de lo que jamás me hubiera imaginado.

Las nuevas herramientas de comunicación me ayudaron a hablar con mis hijos con calma dentro de seis meses de haber comenzado a usarlas. Comencé a usar las estrategias que aprendí para criar a mis hijos. Ahora no le temía al estar sola, pude reducir mis miedos y aumentar las interacciones sociales con mi familia y con mis amigos. Pero el resolver las cosas con mi esposo tomará un poco más de tiempo. También empecé a controlar mi impulsividad.

Justo como lo mencioné antes, después de seis meses, comencé a comunicarme mejor mientras trabajaba para volverme más independiente. Pude usar las habilidades que aprendí para calmarme, para reflexionar sobre mis pensamientos antes de dar una respuesta y para hablar con confianza. Hoy cumplo con mis decisiones.

También me encontré con mucha más concentración durante mis clases de inglés.

Ahora, espero que con mis nuevas habilidades pueda ser más independiente y pueda tener más opciones para manejar mis sentimientos cuando esté molesta o tenga miedo. Me siento menos dependiente de los demás, lo cual considero un logro personal. No peleo con mi esposo tanto como antes, pero sé que todavía necesito mejorar mis habilidades de comunicación. He empezado a hablar más con mi hija mayor y a expresar el amor como debería hacerlo. Así es como las cosas deben ser. Las cosas mejorarán con el tiempo; sé que lo harán.

SUGERENCIAS INMEDIATAS PARA LAS PERSONAS QUE SE IDENTIFICAN CON ALGUNAS PARTES DE LA HISTORIA DE LAURA

Descargo de responsabilidad: Problemas de salud mental y de adicciones no se deben enfrentar solos. Por favor busque ayuda profesional para poder alcanzar el nivel más alto de bienestar emocional posible. Estas sugerencias pueden ser usadas como apoyo a la ayuda profesional o para personas que no estén sufriendo tan seriamente como Laura.

1. **Practicar las herramientas de cómo manejar el enojo.** Yo recomiendo estas sugerencias publicadas por el personal de la Clínica Mayo https://www.mayoclinic.org/es-es/healthy-lifestyle/adult-health/in-depth/anger-management/art-20045434?pg=1

    i. **Piense antes de hablar**

    Durante ese momento cuando esta enojado, es fácil decir algo que más tarde se arrepentirá de haber dicho. Tómese unos minutos para juntar sus pensamientos antes de hablar o contestar-y permita que otros involucrados en la situación hagan lo mismo.

    ii. **Una vez que esté tranquilo, exprese su enojo**

    Tan pronto como usted esté pensando claramente, exprese su frustración de una manera asertiva pero no como confrontación. Exprese sus preocupaciones y necesidades de manera clara y directa, sin perjudicar a otros ni tratar de controlarlos.

    iii. **Haga ejercicio**

    La actividad física puede ayudar a reducir el estrés que puede hacer que usted se enoje. Si siente que su ira está aumentando, salga a caminar o a correr, o pase tiempo haciendo otras actividades físicas que sean agradables para usted.

    iv. **Descanse**

    El descansar o tomar tiempo para uno mismo no es sólo para los niños. Tome pausas cortas durante los momentos del día que tienden ser más estresantes. Unos pocos momentos de tranquilidad le ayudarán a sentirse mejor preparado para manejar lo que le llegue sin irritarse ni enojarse.

    v. **Identifique posibles soluciones**

    En lugar de centrarse en lo que te enloquece, trabaje en resolver el problema presente. ¿La habitación desordenada de su niño le vuelve loco? Cierre la puerta. ¿Llega su pareja tarde para cenar todas las noches? Programe comidas más tarde por la noche-o de acuerdo a comer por su cuenta un par de veces a la semana. Recuérdese que la ira no arreglará nada y sólo podría empeorarla.

vi. **Haga declaraciones que comiencen con 'Yo'**
Para evitar criticar o culpar a alguien–lo que podría aumentar la tensión–use declaraciones que comiencen con "yo" para describir el problema. Sea respetuoso y específico. Por ejemplo, diga: "Yo estoy molesto que te levantaste de la mesa sin ofrecer ayuda con recoger los platos" en lugar de "Nunca haces ningún trabajo de casa".

vii. **No tenga rencor**
El perdón es una herramienta poderosa. Si usted permite que el enojo y otros sentimientos negativos expulsen los sentimientos positivos, usted puede encontrarse prisionero de su propia amargura o del sentido de la injusticia. Pero si puede perdonar a alguien que te ha enojado ambo pueden aprender de la situación y fortalecer su relación.

viii. **Use el humor para liberar la tensión**
Relajarse con humor puede ayudar a difundir la tensión. Utilice el humor para ayudarle a enfrentar lo que le está causando enojo y, posiblemente, cualquiera expectativa poco realista que usted tiene sobre cómo las cosas deben ir o ser. Evite el sarcasmo, puede herir sentimientos y empeorar las cosas.

ix. **Practique las habilidades de relajación**
Cuando su temperamento se ponga insorportable, ponga las habilidades de relajación al trabajo. Practique ejercicios de respiración profunda, imagine una escena relajante, o repita una palabra o frase calmante, como "Tómalo con calma". También puede escuchar música, escribir en un diario o hacer algunas poses de yoga–lo que sea necesario para alentar la relajación.

x. **Sepa cuándo hay que buscar ayuda**
Muchas veces, el aprender a controlar el enojo es un reto para todos. Busque ayuda para los problemas de enojo si su ira parece fuera de control, hace que usted haga cosas que lamenta o lastima a los que te rodean.

2. **Establecer límites**–Un límite es una regla, una guía que puede crear el ambiente para que otras personas sepan qué comportamiento es aceptable y para que sepan cómo se espera que se comporten. Por ejemplo, para Laura, un límite puede ser dejarle saber a sus parejas románticas que ella no tolerará ningún tipo de violencia física o emocional. Para establecer sus propios límites debe mirar dentro de sí mismo y descubrir lo que es importante para usted, por qué establecería esa frontera y lo que está dispuesto a hacer si alguien elige violar el límite que ha establecido.

3. **Técnica de Respiración Profunda**–El Ejercicio 4-7-8
El ejercicio de respiración 4-7-8 es muy simple, se puede hacer en cualquier lugar, y puede hacerlo en cualquier momento. La técnica de respiración 4-7-8, defendida por el practicante y profesor de medicina

integral Andrew Weill, es simple y vale la pena intentarlo. Es gratis, rápido y no requiere equipo.

Antes de comenzar, siéntese con la espalda recta y coloque la punta de la lengua en el techo de la boca justo encima de los dientes y manténgala allí durante todo el ejercicio.

- Exhale completamente por la boca, con fuerza, para que haga un sonido "whoosh".
- Cierra la boca e inhala silenciosa y suavemente por la nariz para obtener un recuento mental de **cuatro**.
- Contenga la respiración y cuente hasta **siete**.
- Exhale completamente por la boca, haciendo otro sonido 'whoosh' durante **ocho** segundos en una gran respiración.
- Inhale nuevamente y repita el ciclo tres veces para un total de cuatro respiraciones.

Recuerde: todas las respiraciones inhaladas deben ser silenciosas y por la nariz, y todas las respiraciones exhaladas deben ser fuertes y por la boca.

Décimo Capítulo

La solución de Roberto para la Esquizofrenia

Soy Roberto, y tengo 24 años. Busqué, voluntariamente, un tratamiento de salud mental. Vine a la clínica con mi hermano Gonzalo; no pude comunicarme muy bien en ese momento, más bien no quería hacerlo, mi hermano habló todo por mí. Anteriormente me habían diagnosticado con esquizofrenia, psicosis y discapacidad intelectual leve, luego de eso fui a vivir a Perú por unos años.

Nací y crecí en el Perú. Fui criado por mis padres y me mudé a los Estados Unidos para vivir con mi hermano mayor cuando tenía 13 años. Me acosaron mucho en la escuela cuando tenía 14 años mientras vivía en California. Durante ese periodo fue la primera vez que me di cuenta de que me hablaba a mí mismo y por eso me hospitalizaron durante un mes. Después de eso, regresé al Perú para vivir con mi madre y nunca más volví a la escuela. Visité a un psiquiatra cada tres meses y he estado tomando medicamentos psiquiatras regularmente. Siempre me sentí afortunado de haber podido encontrar un psiquiatra y otros profesionales en Perú. Dependiendo de donde vives, algunos servicios de salud mental están disponibles en mi país.

No ha habido antecedentes de consumo de alcohol o drogas ilícitas en mi familia, pero los problemas de salud mental son otra historia. Tengo dos primos que sufren de triquinosis, una enfermedad parasitaria, y luego fueron diagnosticados con esquizofrenia. A otra prima del lado de mi madre le han diagnosticado autismo y el sobrino de mi hermana también sufre de autismo.

Mi padre nunca estuvo en casa y él tuvo otras relaciones. Soy el más joven en mi familia, y mi madre me tuvo cuando ella tenía 45 años, ella falleció cuando yo tenía 23 años y durante esa etapa fue cuando me mudé a los Estados Unidos una vez más.

Ahora estoy de regreso en los Estados Unidos y quiero seguir recibiendo medicamentos y tratamiento porque estaba escuchando voces en mi cabeza todos los días. Vivo con mi hermano mayor y su familia. Le pedí que me hiciera una cita y él me llevó a una evaluación.

Me retiré emocionalmente durante la entrevista porque me fue muy difícil procesar todo lo que me pidieron en ese momento.

La única conversación en la que participé cuando estaba en la oficina del consejero por primera vez, fue con mi hermano y fue más como susurrar que hablar. Tuve problemas para concentrarme durante toda la sesión. No pude recordar información para responder preguntas, pero sí pude recordar algunas cosas con la ayuda de mi hermano. Me fue difícil responder a cualquiera de las preguntas que se me hicieron, me llevó mucho tiempo procesar lo que me preguntaban. Me di cuenta de que estaba mirando mucho hacia abajo mientras trataba de darle sentido a la situación. A veces me hablaba a mí mismo y, como a veces desconfío de los demás, no hablé demasiado en la sesión. Tampoco pude completar mi evaluación sin la ayuda de mi hermano.

Mi hermano me dijo que el consejero que me estaba evaluando compartió cómo me vio durante la evaluación, me lo comentó así: *"Durante la evaluación, cuando se le preguntó dónde estaba, Roberto me informó que estaba en el consultorio del médico. Roberto no pudo reportar que hora era o la situación que lo trajo a mi oficina; su estado de ánimo era embotado, aburrido e insípido. Roberto tenía un efecto plano. Su actitud hacia el entrevistador era sospechosa, vigilante y evasiva. Roberto niega la presencia de problemas en su vida. Roberto tiene una disminuida habilidad para tomar decisiones de rutina; su memoria es distante y tiene dificultad para procesar la información. Roberto está bien arreglado y limpio, su forma de vestir es apropiada para su edad, su postura es desplomada; su manera de hablar fue lenta y su contenido fue apropiado."* Fue muy extraño el escuchar eso, pero cuando me lo explicaron tenía sentido, generalmente me desplomo, no me gusta responder preguntas y prefiero quedarme callado.

Sufrí de paranoia y escuché voces durante la entrevista que me decían *"algún día moriré"*. También a veces siento que tengo insectos arrastrándose encima de mi por todas partes, algo que se llama alucinaciones táctiles. También había ocasiones en las que me rasguñaba la piel durante la noche, tanto que me salían costras por ello. Solía pensar que yo si quiero tener una mejor vida. También era una persona muy reservada, no comunicaba nada ni siquiera cuando estaba enfermo.

Solía hablar conmigo mismo como si estuviera hablando con alguien todos los días. También tenía un miedo de que siempre me perseguían. Fui muy olvidadizo y olvidé hacer cosas a menos que me lo recordaran.

Me doy cuenta de que a veces me irrito y le grito a mi sobrina y sobrino, pero nunca me he puesto agresivo. No tengo amigos. Paso mi tiempo con mi hermano Gonzalo y su familia, pero no les hablo mucho.

Tengo una rutina diaria y por lo general soy bueno para seguir instrucciones. Aunque a veces me he herido con el rasguño debido a las alucinaciones táctiles, nunca he tenido ninguna idea o intención de suicidio. Es mi sueño encontrar un trabajo y tener una rutina normal. Me encantaría poder ser más activo y ser parte de la vida de mi familia, y por eso, continúo tomando medicamentos y continúo trabajando para mejorar mis habilidades de comunicación.

Las cosas están un poco mejor ahora. Necesito recordar que los consejeros me dijeron que la recuperación es un viaje y no un destino y que puedo tener días buenos y días malos. Debo recordar que debo encontrar las cosas que me ayuden a sentirme mejor y me ayuden a mantener el bienestar.

Se suponía que debía ver a mi consejera dos o tres veces por semana para comenzar, pero a veces no me sentía con ganas de ir. Cuando iba a mis citas me gustaba. Mi consejera me ayudó a entender la enfermedad que yo tenía y me recordó que he tenido y he disfrutado buenos períodos de salud y bienestar anteriormente. Y que puedo llegar a tenerlos de nuevo. Asistí a la consejería de forma intermitente durante aproximadamente un año y si me ayudó.

Cuando terminé mis sesiones, los miembros de mi familia le dijeron a los consejeros que yo estaba más tranquilo y que estaba reportando menos alucinaciones y que estaba más estable. Les dijeron que ahora también podía tomar mis medicamentos por mi cuenta y que también estaba ayudando con algunas tareas en casa y que había mejorado en el hacer las cosas por mí mismo.

Creo que voy a regresar al Perú.

SUGERENCIAS INMEDIATAS PARA LAS PERSONAS QUE SE IDENTIFICAN CON ALGUNAS PARTES DE LA HISTORIA DE ROBERTO

Descargo de responsabilidad: Problemas de salud mental y de adicciones no se deben enfrentar solos. Por favor busque ayuda profesional para poder alcanzar el nivel más alto de bienestar emocional posible. Estas sugerencias pueden ser usadas como apoyo a la ayuda profesional o para personas que no estén sufriendo tan seriamente como Roberto.

Hay varios lugares para buscar métodos para apoyar su propia recuperación y para que la familia y los amigos lo ayuden en su recuperación. Un lugar es https://espanol.mentalhealth.gov/

Quiero ofrecer **dos conjuntos de sugerencias**, uno para **el individuo** y otro para **sus amigos y familiares**.

PARA EL INDIVIDUO:

1. **Asuma el papel principal de administrar su propia recuperación**: hoy en día hay un movimiento de consumidores muy fuerte que ha logrado un gran progreso en ayudar a las personas con una enfermedad mental a hacerse cargo y tomar decisiones sobre su recuperación. Hay varios programas de certificación que ayudarán al individuo y algunos programas que permitirán que ese individuo ayude a otros.
2. **Establezca metas alcanzables:** para las personas que buscan la recuperación y el bienestar, es importante establecer metas que garanticen resultados positivos. Estos pueden incluir cosas como participar en actividades diarias significativas, como conseguir un trabajo o comenzar a asistir a la escuela, ser voluntario, cuidar de su familia o ser creativo. Trabajar por la independencia, los ingresos y los recursos para participar en la sociedad.

Para más información sobre cómo puede usted tomar las riendas de su propia recuperación, visite https://espanol.mentalhealth.gov/hablar/personas-con-problemas-de-salud-mental

PARA LOS AMIGOS Y PARA LA FAMILIA:

1. **Aboguen por ellos:** para ayudar a alguien a tener una experiencia de recuperación exitosa, debemos convertirnos en defensores y ayudarles a hablar cuando no pueden. En esta historia, mencioné

que Gonzalo, el hermano de Roberto, tuvo que hablar por Roberto durante las entrevistas y las sesiones para que el equipo de profesionales pudiera entender los retos y los éxitos de Roberto para poder brindarle la ayuda que necesitaba. Una vez que Roberto pudo hablar por sí mismo, su hermano dio un paso atrás.

2. **Ayúdelos a cumplir con su tratamiento:** esto puede ser tan simple como ayudarlos a revisar su lista de actividades diaria; estar disponible para escuchar, proporcionarle viajes al médico o a la farmacia; en resumen, estar allí, presente, para cuando la persona necesita apoyo.
3. **Ofrezca apoyo emocional y aliento:** a veces una persona puede sentirse desorganizada y escuchar el aliento de la familia y los amigos puede ser muy beneficioso.

Para más información sobre cómo ayudar a un amigo, visite https://espanol.mentalhealth.gov/hablar/amigos-familiares

Apéndices

Definición de servicios de salud mental mencionados en este libro

Consejería individual: La consejería o terapia individual es un proceso a través del cual los clientes trabajan uno a uno con un terapeuta capacitado. Las sesiones están estructuradas y el tiempo se limita a 60 o a veces 90 minutos. Los clientes son guiados a través de técnicas clínicas para explorar sus comportamientos, creencias y sentimientos y crear un plan para cambiar las áreas de sus vidas que están creando conflictos. El tiempo que alguien recibe consejería individual depende de varios factores, incluyendo los problemas de presentación, apoyos disponibles para lograr los objetivos y la capacidad del cliente para cambiar.

Consejería grupal: La consejería grupal involucra a un grupo pequeño, usualmente no más de 12 individuos, que se reúnen frecuentemente con un terapeuta capacitado para trabajar en relaciones interpersonales y tratar asuntos comunes compartidos por los miembros. Algunos grupos son abiertos que significa que no hay principio o final y los clientes entran y salen del grupo a medida que alcanzan sus metas. Otros grupos son muy específicos y abordan un problema durante un período de tiempo fijo, que puede incluir grupos de trauma, grupo de trastorno de déficit de atención y otros.

Servicios de Enfermería: Los servicios de enfermería incluyen análisis de laboratorio, pruebas de tuberculosis (TB), pruebas de drogas y pruebas voluntarias de VIH / SIDA. Los servicios de enfermería también incluyen educación para los clientes sobre medicamentos psicotrópicos y otros medicamentos. La enfermera también discute temas como el estilo de vida y problemas nutricionales que pueden estar afectando el bienestar del cliente. La enfermera también proporciona las pruebas necesarias antes de que un cliente comience a tomar medicamentos psicotrópicos.

Servicios Psiquiátricos: Un psiquiatra provee la evaluación de diagnóstico y se encarga del manejo de medicamentos y el seguimiento a la medicación.

Servicios de Apoyo a la Recuperación: Estos servicios son servicios fuera de la oficina que proporcionan apoyo a las personas involucradas en consejería y se lleva a cabo entre sesiones de consejería. Los servicios incluyen visitas al hogar o en la escuela para ver cómo está funcionando el cliente y para ayudar a esos clientes que pueden estar teniendo problemas para lograr sus metas de tratamiento.

Herramientas De Evaluación Recomendadas Por El Doctor Mancini

Herramientas de detección para la depresión, la ansiedad y el trastorno de estrés postraumático (TEPT) para ADULTOS:

- El Cuestionario de Salud del Paciente -9 (PHQ-9 por sus siglas en inglés): El PHQ-9 es una herramienta concisa y autoadministrada para evaluar la depresión. Es una herramienta gratuita y disponible al público que se puede descargar en 30 idiomas diferentes en http://www.phqscreeners.com/. El manual y la guía de puntuación están disponibles en: https://phqscreeners.pfizer.edrupalgardens.com/sites/g/files/g10016261/f/201412/instructions.pdf.

  La información de referencia sobre la utilidad del PHQ-9 para la evaluación de la depresión se puede encontrar en http://www.apa.org/pi/about/publications/caregivers/practice-settings/assessment/tools/patient-health.aspx.

- La Escala de Elementos del Trastorno de Ansiedad Aeneralizada-7 (GAD-7 por sus siglas en inglés) es una herramienta de detección para el trastorno de ansiedad generalizada que identifica si una evaluación completa de la ansiedad está indicada[1]. Es una herramienta gratuita y disponible al público que se puede descargar en 30 idiomas diferentes en http://www.phqscreeners.com/

- La pantalla PTSD de atención primaria (PC-PTSD) es una pantalla de 4 elementos que se diseñó para su uso en la atención primaria y en otros entornos médicos para la identificación del trastorno de estrés postraumático. Esta herramienta y sus instrucciones están disponibles en http://www.ptsd.va.gov/professional/assessment/screens/pc-ptsd.asp/

Herramientas de detección de la depresión y problemas psicosociales en NIÑOS / ADOLESCENTES:

---

[1] Source: Spitzer RL, Kroenke K, Williams JBW, Lowe B. A brief measure for assessing generalized anxiety disorder. Arch Inern Med. 2006;166:1092-1097.

- La Lista de Verificación de Síntomas Pediátricos-17 (PSC-17 por sus siglas en inglés) (versión para padres / cuidadores) es un breve cuestionario de detección que utilizan los pediatras y otros profesionales de la salud para mejorar el reconocimiento y el tratamiento de problemas psicosociales en niños de 4 a 18 años de edad. Esta herramienta está disponible en más de 12 idiomas y está disponible públicamente en http://www.massgeneral.org/psychiatry/services/psc_home.aspx.

El Cuestionario de Salud del Paciente: Adolescente (PHQ-A por sus siglas en inglés): el PHQ-A se adaptó del PHQ-9 modificado para adolescentes (PHQ-A)2, que se encuentra en el dominio público (http://www.phqscreeners.com/instructions/ instrucciones.pdf). El PHQ-A es una herramienta concisa y autoadministrada para evaluar la depresión en niños de 12 a 18 años de edad. Es gratis y está disponible públicamente en http://www.ohsu.edu/xd/education/schools/school-of-medicine/departments/clinical-departments/psychiatry/divisions-and-clinics/child-and-adolescent-psychiatry/opal-k/upload/PHQ-A-Severity-Measure-for-Depression.pdf

---

2 The reference for the original measure is: Johnson JG, Harris ES, Spitzer RL, Williams JBW: The Patient Health Questionnaire for Adolescents: Validation of an instrument for the assessment of mental disorders among adolescent primary care patients. J Adolescent Health 30:196–204, 2002.

www.ingramcontent.com/pod-product-compliance
Lightning Source LLC
Chambersburg PA
CBHW072204170526
45158CB00004BB/1756